改訂版

# 腎臓病

患者のための最新医学

監修 中尾俊之
腎臓・代謝病治療機構代表

高橋書店

# はじめに

腎臓病は、かなり進行するまで、自覚症状がほとんどあらわれない病気です。そのため、健康診断の尿検査で異常が見つかっても、「たいしたことはない」「まだ病院でみてもらうほどではないだろう」と、放置したり先送りにしている人が少なくありません。こうした腎臓病の特徴が、「新たな国民病」ともいわれる状況をつくり出しています。

現在、慢性的に進行する腎臓病が疑われる人は約１３５０万人と考えられています。約10人に１人が該当することになります。これは、運動不足や過食、肥満などによって糖尿病の患者さんが増え、それにともなう糖尿病性腎症の患者さんが急増していることが大きな原因です。糖尿病や高血圧、動脈硬化などは、腎臓の障害を促進する元凶です。

どのような病気でも、早期発見・早期治療は基本中の基本ですが、腎臓病ではことさら早期発見が大切になります。腎臓のダメージが一定の段階にまで進行してしまうと、もはや進行を止めることができなくなるためです。遅かれ早かれ腎不全になり、透析に至ってしまいます。しかし、まだ腎臓の障害がさほど進んでいない段階で治療をはじめれば、進行を止めることは十分に可能です。

本書は、腎臓病のこうした特徴を理解していただくために、患者さんの立場に立って、できるだけやさしく、そしてわかりやすく解説しました。２０１０年に刊行された旧版は、幸い多くの患者さんに活用していただきましたが、今回の改訂にあたっては、その後の最新情報を盛り込み、さらに、巻末のＱ＆Ａのページをより充実させました。

治療の成果を上げるためには、患者さんの病気に対する理解が何より重要です。腎臓病と上手に、そして気長につきあっていくために、本書が少しでもお役に立てば幸いです。

腎臓・代謝病治療機構代表
東京家政学院大学客員教授
中尾　俊之

# 患者のための最新医学　腎臓病　改訂版　目次

## 第5章 進行を防ぐための食事療法 89



## 第6章 腎臓を守るための薬の知識 125

## 第7章 腎臓に負担をかけない日常生活と運動 139



## 第8章 透析療法と腎移植の知識 149

企画・編集／海琳社
カバーデザイン／尾崎利佳（フレーズ）
カバーイラスト／てづかあけみ
本文デザイン・図表／あおく企画
本文イラスト／角慎作
協力（食事療法）／金澤良枝（東京家政学院大学教授）
編集協力／森本美砂子
プロデュース／高橋インターナショナル

※本書の情報は基本的に２０１８年１月現在のものです。

# 第1章

# 健診で「腎臓に黄色信号！」と言われたら……

# 「腎臓のSOS」を見逃さないで！

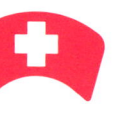

**Point**

- 健康診断の結果用紙を見れば、腎臓の状態がわかる
- 特にチェックしたいのは、尿たんぱくと尿潜血
- 高血圧、高血糖、高中性脂肪なども腎臓を傷《いた》める

## かなり進行するまで自覚症状はなし

腎臓は、とてもがまん強い臓器です。機能の大半がダメージを受けるまで、悲鳴を上げません。そして、何の症状もないまま、ゆっくりとダメージが進行し、気づいたときには回復できない段階にまで達しているということが少なくありません。

しかし、異変の前兆に気づくチャンスはだれにでもあります。それが健康診断です。健診のいくつかの項目をチェックすることで、腎臓がどのような状態になっているかを推測することができます。

## 健診結果の用紙は隅から隅まで見よう

健診結果の項目で注目していただきたいのが、尿たんぱく、尿潜血《せんけつ》(血尿《けつにょう》)、クレアチニン値、尿酸値《にょうさんち》などです。広い意味では、血圧、血糖値、ヘモグロビンA1c《エーワンシー》、中性脂肪値、HDLコレステロール値、LDLコレステロール値、肥満度なども、腎臓の機能を左右する要因です。

基準値からはずれる項目が多いほど、あるいは基準値をオーバーする度合いが大きいほど、腎臓が悲鳴を上げていると解釈できます。

健康診断の検査項目は、実施する自治体や企業によって異なりますので、すべての検査を実施するとは限りません。もし、左ページの検査項目のうち、いくつかに基準値オーバーのものがあった場合には、念のために医療機関を受診することをおすすめします。

何よりも**早期に異常を発見する**ことが、腎臓の健康を左右することになるからです。

## ■腎臓に関係する検査項目

あなたの健診結果がこの数値以上なら、腎臓に「異常アリ」かも。

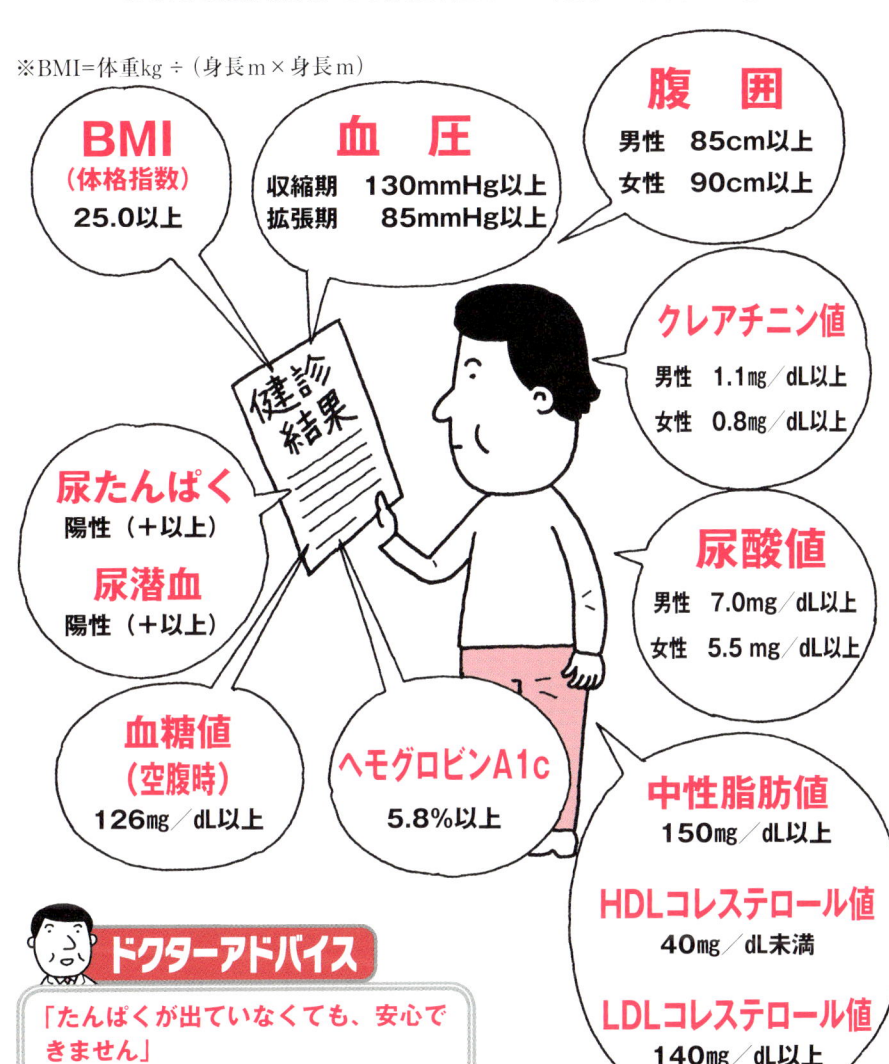

※BMI=体重kg÷（身長m×身長m）

### ドクターアドバイス

**「たんぱくが出ていなくても、安心できません」**

腎臓病というと尿たんぱくを気にしがちです。もちろん、尿たんぱくは腎臓の異常をチェックする上で大事なバロメーターではあるのですが、たとえたんぱくが出ていなくても、それで「腎臓の状態は良好！」と即断することはできません。

# 気になる場合は、すみやかに受診を

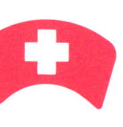

Point
●1回だけの検査では、正確なことはわからない
●腎臓病の場合は、専門医のいる腎臓内科を受診する
●治療のスタートが早ければ早いほど、進行が抑えられる

## 腎臓病発見のチャンスを生かせるかどうか？

腎臓病が発見されるきっかけとなるのは、①学校や職場・自治体などの定期健診、②ほかの病気で受診した際に行った検尿、③尿の濁《にご》り、むくみなどの自覚症状……などです。

尿たんぱく、尿潜血、尿の濁り、むくみなどがある場合、何らかの腎臓の障害が起きている疑いが強くなります。しかし、これらの条件にあてはまっても、必ずしも腎臓の病気とは限りません。**病気ではなくても、一時的に尿たんぱくやむくみが出ることもある**からです。

## 尿検査をくり返し腎臓病かどうか診断

そこで、腎臓に障害が起きているかどうかを見きわめるために、検査が必要になります。

健診で尿たんぱく、尿潜血（血尿）などに異常が見つかった場合は、内科などでもう一度尿検査を受け直すことをおすすめします。高血圧や糖尿病などで治療を受けている場合は、主治医に相談してみるのもよいでしょう。尿たんぱくや尿潜血は、体調によっても変化しますので、何回か検査をくり返すこともあります。

くり返し検査を行った結果、陽性の反応が認められる場合は、腎臓病の疑いが強くなります。できるだけ早く専門医の診察を受けましょう。すでに血尿やむくみなどの自覚症状がある場合も同様です。受診するのは、腎臓内科や泌尿器《ひにょうき》科です。

## 腎臓内科と泌尿器科は微妙に分野が異なる

腎臓内科というのは、腎臓病を専

## ■腎臓病発見のきっかけ

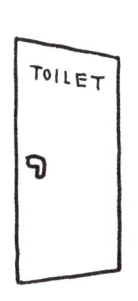

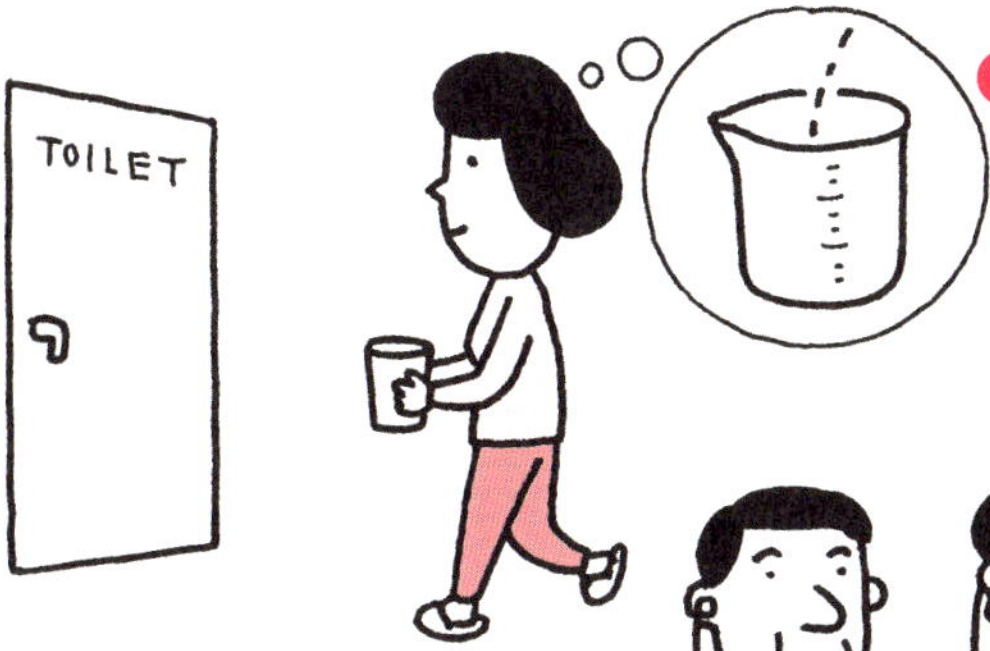


❶学校、職場、自治体などの定期健診や人間ドックなど。

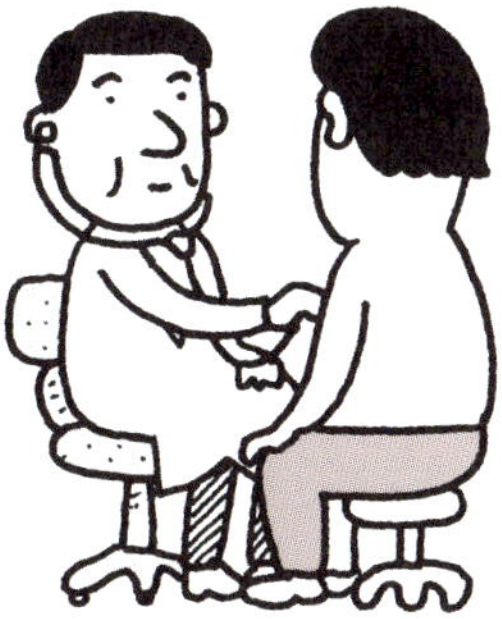

❷ほかの病気で診察を受けたときに行った尿検査で。

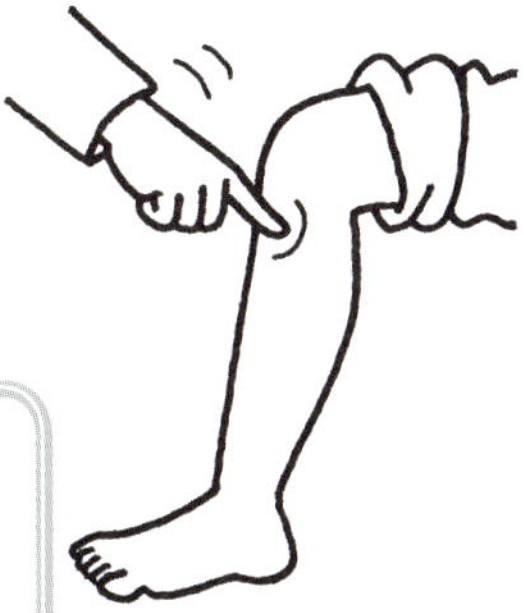

❸尿の濁り、むくみなどの自覚症状によって。

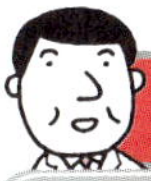

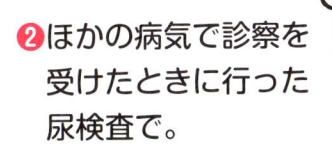

### ドクターアドバイス

**「尿検査で陽性が出たら、再検査が必要です」**

尿はさまざまな情報を提供してくれる貴重な存在です。健康診断の尿検査は腎臓病の早期発見のチャンス。尿たんぱく、尿潜血の項目に陽性が出たら、必ず再検査を受けてください。

MEMO

### 病気ではない「尿の異常」

尿検査で、たんぱく尿や血尿が見つかっても、腎臓の病気によるものとは限りません。

たとえば、激しい運動をしたり、発熱したり、大きなストレスにさらされたり、横になった状態から立ち上がったりしたときなどに、一時的にたんぱく尿があらわれることがあります。

また、極端に水分の摂取が少なかったり、多量の汗をかいたときなど、尿が濃縮《のうしゅく》され、陽性と判断されるケースもあります。

腎臓病と無関係な血尿でもっとも多いのは、女性の場合、月経血が混入するケースです。

また、性交、運動などによって一《いっ》過性《かせい》の血尿が見られることもあります。

門的に診察・治療する診療科です。腎炎《じんえん》、ネフローゼ症候群、糖尿病性腎症など、腎臓の機能が低下してしまう病気を扱います。一方、泌尿器科は、腎臓だけでなく、尿管、膀胱《ぼうこう》、前立腺《ぜんりつせん》など尿路《にょうろ》系の外科的な病気を治療する診療科です。

一概にはいえませんが、成人の場合、たんぱく尿がある、あるいはたんぱく尿と血尿があるという場合は腎臓内科を受診するとよいでしょう。これらの症状は、ネフロン（腎小体と尿細管）の病気であることが多いからです。一方、血尿だけが認められる場合は泌尿器科の診察を受けるのがよいのではないでしょうか。

## 一口に腎臓病といっても さまざまなタイプが

検査で腎障害があると判断された場合は、どの程度の障害なのか、さらに調べます。重いのか、軽いのか……ということです。

同時に、その腎障害をもたらした原因を探ります。腎臓のどこに異常があるのか、その原因をもたらしたものは何なのか……ということです。そして、腎機能がどの程度の速さで低下していくのかについても調べます。

一口に腎臓病といっても、重いものもあれば軽いものもあります。重くても治療によって改善できるタイプのものもあれば、軽くても将来的に悪化に向かうタイプのものもあります。また、急激に腎機能が低下するものもあれば、何十年という長い年月をかけて徐々に悪化するものもあります。

## 診断が確定したら すみやかに治療を開始

総合的な精密検査を行うのは、こうした腎臓病のタイプを見きわめる必要があるからです。これらの検査の結果、「あなたは慢性糸球体腎炎です」とか「ＩｇＡ《アイジーエー》腎症です」といった診断が下され、原因に応じた治療が開始されることになります。

腎臓病の治療は、**薬物療法と食事療法が2本柱**です。ほとんどの腎臓病は、適切な治療をしないと徐々に進行し、やがて腎不全に至ってしまいますので、発見された時点ですぐに治療を開始する必要があります。治療開始が早ければ、進行を抑《おさ》えることは十分に可能です。

食事療法は、腎臓病治療にとって重要なポイントです。特に高血圧や糖尿病などから腎臓病に至った場合は、食生活の改善を行ってもともとの病気を改善することが急務となります。食事療法の基本は、食塩の制限です。さらに障害が進行してくると、これにたんぱく質制限が加わることになります。

## ■検査の流れ

| | | |
|---|---|---|
| ステップ1 | 問　診 | いままでに尿検査で異常があった？<br>高血圧、糖尿病はある？<br>自覚症状はある？<br>家族に腎臓病の人はいる？ |
| | 尿 検 査 | 尿たんぱく、尿潜血《せんけつ》、尿沈渣《にょうちんさ》などを調べます。 |
| ステップ2 | 血液検査 | 血清《けつせい》クレアチニン、尿素窒素《ちつそ》、電解質、免疫学的検査などを行います。 |
| | 画像検査 | 超音波検査、CT 検査、MRI 検査などで腎臓の形の異常をみます。 |
| | 蓄尿検査 | 尿を 24 時間ためて、尿たんぱく、腎機能などの検査を行います。 |
| ステップ3 | 腎 生 検 | 腎臓の組織を一部採取し、顕微鏡で観察します。 |

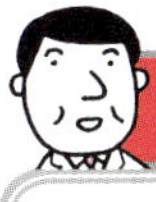

### ドクターアドバイス

**「すべての検査を行うわけではありません」**

「腎臓病かな？」と疑って受診すると、まず問診と尿検査を行います。これらの検査で異常がある場合は、次のステップ2の検査に進みます。どのような異常があり、どの程度まで進行しているのか……を見きわめるのが、検査の目的です。

### MEMO

**腎臓病になる経緯はいろいろ**

腎臓そのものに何らかの異常が生じることで起きる病気を、原発《げんぱつ》性、あるいは一次性の腎臓病といいます。もっとも多いのは糸球体《しきゅうたい》腎炎です。腎《じん》盂《う》という部位に炎症が起きる腎盂腎炎、腎臓に結石《けっせき》ができる腎臓結石なども原発性の腎臓病です。

一方、ほかの病気の影響が腎臓にまでおよんでしまうような場合を続発《ぞくはつ》性、あるいは二次性の腎臓病といいます。もっともよく知られているのは糖尿病の合併症としての糖尿病性腎症です。近年、糖尿病性腎症は急増しています。このほかにも高血圧や動脈硬化によって起きる腎《じん》硬化《こうか》症、免疫《めんえき》異常によって起きるループス腎炎など、続発性腎臓病は数多くあります。

# 治療しないと最終的に腎不全に

**Point**
- 基本的に腎臓病には自然治癒《ちゆ》はない
- 自覚症状があらわれるのは腎機能が1／3に落ちてから
- 腎不全になると、透析をしないと生命が維持できない

## ほとんどの腎臓病は自然に治ることはない

健康診断などで、せっかく異常が見つかっても、再検査を受けることなく放置するケースが多く見られます。「何も自覚症状がないから」「受診する時間がないから」「何か病気が見つかったらこわいから」など、理由はいろいろです。

もし、治療を行わずに放置していたら、どうなるでしょう。腎臓病の場合、自然によくなる……ということはほとんどありません。大半の腎臓病は、何の症状もないまま静かに進行していきます。

## 腎機能が1／3になると自覚症状が出現

たとえば、健診で「尿たんぱくが＋＋」と指摘された人が、「痛くもかゆくもないし、たいしたことはない」「あのときは忙しかったから、一時的なものだろう」と、以前と同じ生活をつづけていたと仮定しましょう。どうなると思いますか？

腎機能を低下させる原因の大半は、高血圧、高血糖、肥満などです。これらを引き起こす元凶は過食やアンバランスな食事、運動不足などです。それまでと同様に食べたいものを食べ、運動をせずに内臓脂肪をため込む……という生活をつづけていれば、血糖値も血圧も上昇し、内臓脂肪もどんどんたまってくるのは目に見えています。

こうした生活は、腎臓にも悪影響をおよぼします。しかし、腎臓はなかなか悲鳴を上げません。とてもしんぼう強いのです。「能力が低下しても、まだまだ働ける」と、働きつづけます。これを「**予備力**」といい

ます。腎機能が半分程度になっても、腎臓としての働きを十分に全うすることができます。たとえ3分の1になっても、まだまだがんばれます。

しかし、腎臓の予備力にも限度があります。腎機能が3分の1以下になってしまうと、もう無理です。さまざまな働きができなくなり、放置しつづければ、いずれ、むくみ、尿の濁り、血圧の上昇、尿の量の変化などの自覚症状があらわれてきます。

## さらに進行すると腎不全状態に

腎臓は、尿をつくるだけの臓器ではありません。不要なものをすてたり、必要なものを再吸収したり、生きていくために必要な水分や電解質《でんかいしつ》、酸、アルカリなどのバランスをととのえたり、ホルモンをつくり出したり、その量を調節するなど、多くの仕事を担当しています。「肝腎《かんじん》かなめ」という言葉通りの活躍ぶりです。

その腎臓が少しずつ機能に支障をきたし、それが積み重なって本来の働きができなくなると、当然のことながら、さまざまな支障があらわれてきます。

まず、有害物質が排泄《はいせつ》されなくなり、体にたまってきます。体に必要な物質が足りなくなったり、多くなりすぎたりする事態も起こってきます。必要なホルモンも、不足してきます。こうした状態を**腎不全《じんふぜん》**といいます。腎不全とは、病気の名前ではなく、腎臓の状態をあらわす言葉です。つまり、腎臓が本来なすべき働きができなくなった状態という意味です。

## 腎不全になると透析療法が必要になる

腎不全には、急性と慢性があります。急性腎不全は何らかの原因で腎機能が急激に低下しますが、回復する可能性もあります。問題なのは、慢性に進行する腎臓病によって引き起こされる慢性腎不全です。

腎臓病のやっかいなところは、**ある段階にまで腎機能が低下してしまうと、もう回復できない**ということです。もともとの原因に関係なく、一方通行で進行していきます。腎不全に至ってしまうと、治る見込みはまったくありません。悪化する一方というのが現実なのです。その先にあるのは、腎機能ゼロという地点です。

この段階にまで至ったとき、体にたまった有毒物質や水分を人工的に取り除き、不足する物質を人工的に補う治療法が透析《とうせき》療法です。透析療法を一生つづけなければ、生命を維持することはできません。

腎臓病は早期発見と早期治療が何より大事な理由がおわかりいただけたでしょうか。

# 腎臓の精妙な「しくみと働き」

**Point**
- 腎臓は必要なものと不要なものをえり分ける
- 有害なもの、不要なものを体の外に排泄する
- もともとじょうぶで長持ちするようにつくられている

## 体をめぐった血液は必ず腎臓に流れ込む

腎臓病を理解するためには、腎臓のプロフィールを知っておいたほうがいいでしょう。簡単に説明します。

腎臓は、ウエストのやや上にあるそら豆に似た形の臓器です。背骨をはさんで左右に1つずつあり、大きさは握りこぶしよりやや大きい程度。2つあるのは、それだけ大事な仕事をになっているからです。

腎臓には、全身をめぐった血液が流れ込んでいます。私たちの体は、活動をすることによってたくさんの老廃物《ろうはいぶつ》を生み出しており、腎臓に流れ込む血液中には老廃物がとけ込んでいます。血液を受け取った腎臓は、老廃物を取り除き、水にとかして排泄します。これが尿です。

## フィルター機能で不要なものを捨てる

老廃物を取り除くしくみは、濾過《ろか》です。つまり、フィルターのようなもので必要なものをすくい取り、不要なものをすてるというわけです。

この仕事を担当しているのが、腎臓の糸球体《しきゅうたい》という組織です。糸球体は、毛細《もうさい》血管が糸くずのようにからみ合った、直径0・2㎜ほどのごく小さな組織で、両方の腎臓で約200万個あります。

フィルターの役目をはたしているのが、毛細血管の壁です。ここで、赤血球や白血球、大きなたんぱく質など必要なものをキャッチします。一方、有害物質は小さいので水分といっしょにフィルターを通過していきます。これが、尿の元になる液体で、原尿といいます。原尿は1日に約150Lもつくられます。

## ネフロンが少々壊《こわ》れてもほかのネフロンがカバー

原尿には体に必要なものもたくさん含まれています。先ほどのフィルターは物質の大きさだけで選別しているため、有益であっても、形が小さければ通過してしまうのです。そこで、体に必要な物質の再吸収が行われます。

再吸収の仕事をしているのが尿《にょう》細管《さいかん》という長い管です。最終的に原尿の99％が再吸収され、尿として排泄されるのは1・5Lほどになります。糸球体と尿細管でつくられた尿は腎臓の深部にある腎盂《じんう》（腎盤）という部分に集められ、尿管を通って膀胱《ぼうこう》へと送られます。そして、尿として排泄されるわけです。

これが、正常な腎臓の働きですが、糸球体に異常が起きたり、尿細管に障害が起きたりすると、老廃物を排泄できなくなったり、必要な物質が再吸収されなくなってきます。

しかし、糸球体や尿細管に異常が生じても、腎臓は左右に2つあり、糸球体と尿細管がセットになったネフロンという組織は左右で約200万個もありますから、一部に障害が起きても、ほかの組織がカバーしてしまいます。

腎機能がかなり低下するまで自覚症状があらわれないのは、腎臓に大きな予備力があるからです。

■腎臓の位置と構造

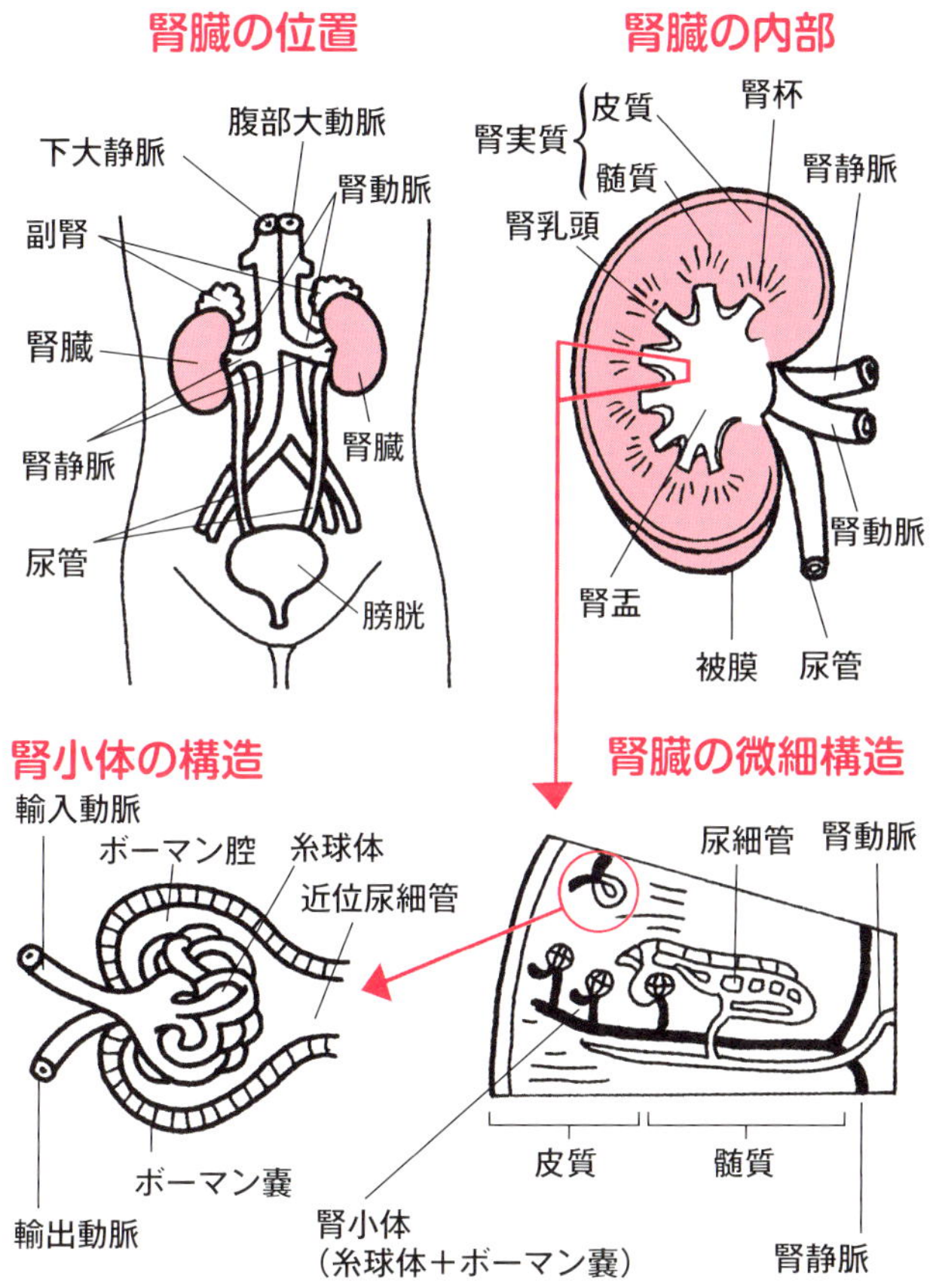

# 腎機能低下の影響は全身におよぶ

**Point**
- 体の水分量や電解質の調節ができなくなる
- ホルモン調節の異常で高血圧や貧血が生じる
- 最終的には生命に危険信号がともる

## 尿をつくるだけではない腎臓の大事な働き

腎臓の働きをもう少し詳しく見てみましょう。尿をつくり出すだけが腎臓の仕事ではありません。このほかにも、実に多くの仕事をこなしているのです。腎臓の機能が低下すると、これらの役割もしだいにはたせなくなります。

### ■体の中の水分の量を調節する

私たちの体は、約60％が水分です。これは、どんな場合でも変わりません。それは、腎臓が尿の量を調節しているからです。水分をたくさんとったときには尿の量が多くなり、汗をたくさんかいたときには尿の量が少なくなります。

腎機能が極度に低下すると、水分が排泄できなくなって尿の量が少なくなり、水を飲んだ分だけ体に余分な水分がたまり、むくんできます。

### ■体液の成分を一定に保つ

体の中の水分には、ナトリウムやカリウム、リン、カルシウム、マグネシウムなどが含まれています。これを電解質《でんかいしつ》といいます。腎臓は、排泄や再吸収を調節して、電解質の割合を一定に保っています。

電解質の成分濃度が調節できなくなると、体中にさまざまな弊害があらわれてきます。

### ■体液を弱アルカリ性に保つ

私たちの体にある液体成分（血液、細胞内、細胞と細胞の間などにある水分）は弱アルカリ性（pH《ペーハー》7・4）に保たれています。これは、腎臓が水素イオンの排出を調節しているからです。腎機能が低下して体液が酸性、あるいは強アルカリ性になると、細胞は生きていくことができず、生命に危険がおよびます。

## ■腎臓の仕事

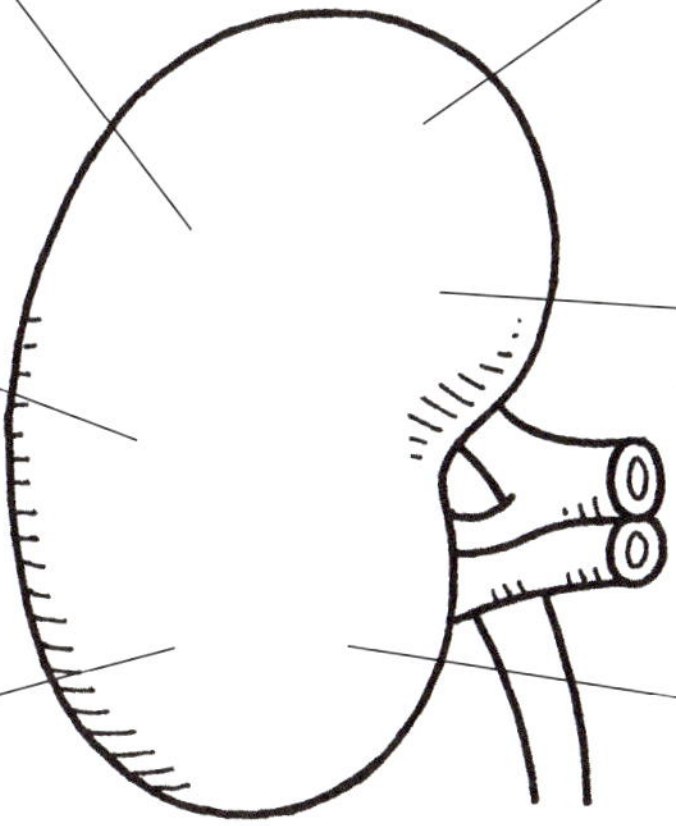
赤血球のコントロール
腎機能が落ちると、
貧血が生じます。
骨の健康の
コントロール
腎機能が落ちると、
骨軟化症や骨粗鬆症が
起きやすくなります。
血圧のコントロール
腎機能が落ちると、
血圧が上がってきます。
水分量の
コントロール
腎機能が落ちると、
体内の水分量が増えて
むくみが生じてきます。
体液の成分の
コントロール
腎機能が落ちると、
細胞が正常に働くこと
ができなくなります。
酸・アルカリの
コントロール
腎機能が落ちると、
体液を弱アルカリ性に
保てなくなります。

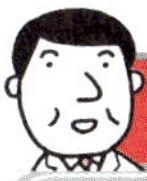

### ドクターアドバイス

**「弱アルカリ性を保てないと……」**

血液やリンパなどの体液は、弱アルカリ性（pH7.4）に保たれています。体液が酸性になると浅く不規則な呼吸、血圧の低下、不整脈、頭痛、昏睡《こんすい》などが、アルカリ性になるとけいれん、不整脈、しびれ、意識障害、昏睡などの症状があらわれます。

## ホルモン分泌を調節し血圧や貧血に関与

腎臓からは、次のような働きをするホルモンも分泌されています。

### ■血圧を調節する

レニン、カリクレインなどのホルモン分泌を調節し、血圧を正常に保つ働きをしています。腎機能が低下するとレニンが過剰に分泌され、血圧が上昇します。

### ■赤血球の生成を促す

エリスロポエチンというホルモンを分泌し、赤血球をつくり出すのを助けます。エリスロポエチンの分泌が減ると、貧血が生じます。

### ■カルシウムの吸収を助ける

カルシウムが腸で吸収されやすいように、ビタミンDを活性化します。カルシウムの吸収・沈着《ちんちゃく》が阻害されると骨が弱くなり、骨軟化《こつなんか》症や骨《こつ》粗鬆《そしょう》症を起こしやすくなります。

# 自覚症状は「尿の異常」や「むくみ」

**Point**
- 自覚症状が出現すると、腎臓病がかなり進行している場合がある
- 尿の異常、むくみ、高血圧などがあらわれる
- 最終的には尿毒症を起こして生命にかかわる

## 自覚症状としての異常は血尿、膿尿、尿量の変化

腎臓病にともなって、尿に異常があらわれてきます。

### たんぱく尿

尿に血液中のたんぱくが漏出《ろうしゅつ》するたんぱく尿は、腎臓病の重要な症状ですが、自覚はされません。尿検査によってのみわかります。

### 血尿

糸球体《しきゅうたい》の毛細血管の壁が粗《あら》くなってくると、赤血球のような大きな物質が尿の中にもれ出してきます。これが血尿《けつにょう》です。尿が赤褐色に濁っているように見える場合は、血尿であると自覚できます。

しかし、赤血球がごく微量しかまじっていないと、肉眼ではわかりません。尿検査では、潜血《せんけつ》という項目が陽性と判断されると、血尿が出ていることになります。

### 膿尿《のうにょう》

尿が膿《うみ》のように白黄色に濁って見えます。尿に白血球がまじると、このような状態になります。

### 尿の量の変化

末期の腎臓病になると、尿の量に異常があらわれてきます。健康な場合は、1日に800～1500mLぐらいですが、極端に多くなったり、逆に少なくなったりします。

## むくみが出やすいのは手足や顔など

腎臓病というと、まず「むくみ」を連想される方が多いようです。腎機能が低下すると、水分を排泄する力が弱くなり、体にたまりがちになります。水を引き寄せる作用があるナトリウム（塩分）の排泄がうまくできなくなったり、たんぱく質が尿

■むくみのチェック

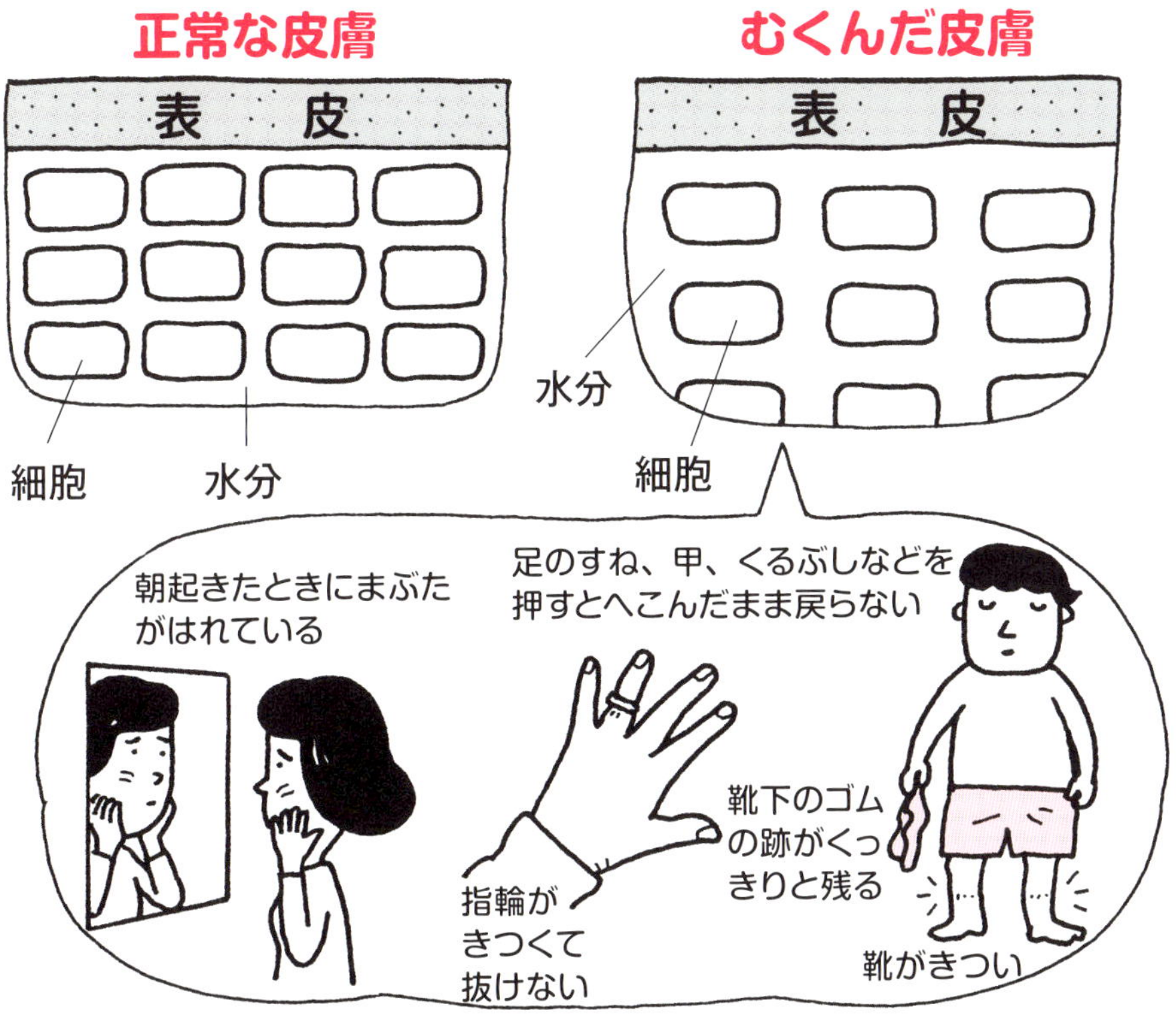
正常な皮膚
表皮
細胞
水分
むくんだ皮膚
表皮
水分
細胞
朝起きたときにまぶたがはれている
足のすね、甲、くるぶしなどを押すとへこんだまま戻らない
靴下のゴムの跡がくっきりと残る
指輪がきつくて抜けない
靴がきつい

の中に出てしまうことも、むくみの原因になります。ただし、うっ血性心不全、肝硬変、甲状腺機能低下症、乳がんの手術後など、腎臓病以外にもむくみが生じる病気があります。

むくみがあらわれやすいのは、足、顔、手などですが、重症になると内臓（肺、肝臓、心臓の周囲、胃、腸など）がむくむこともあります。

## 足のむくみ

一般的に、気づきやすいのは足のむくみです。すねや足の甲を指で押すと、へこんだまましばらく元に戻りません。靴がきつくなった、靴下の跡がくっきりと残る……など、気になることがある場合は、腎臓のチェックをおすすめします。

## 顔のむくみ

朝起きたときに目のまわり（特にまぶた）がはれぼったく見えるようなら、むくみかもしれません。むくみのせいで、小じわが目立たなくなることもあります。

### 手のむくみ

指輪が抜けにくい、指にこわばりを感じるなどの症状があらわれます。

### 内臓のむくみ

内臓のむくみは目には見えませんが、手足のむくみよりも重大です。肺がむくむと呼吸困難、心臓を包む袋がむくむと心不全、胃や腸がむくむと消化管出血などを引き起こし、生命にかかわります。

## 腎臓病と高血圧の悪循環が始まる

腎機能が低下して水分や塩分の排泄がスムーズにできなくなると、体の中に水分がたまってきますが、血管内の血液の量も多くなってきます。血液の量が増えると血管壁にかかる圧力が大きくなってきて、その結果、血圧が上昇してきます。体にむくみが出ていたら、血圧も高くなっているはずです。そして、血圧が高くなると、それがさらに腎臓の機能を低下させ、それがまた血圧を高くするという悪循環におちいります。腎臓病になると塩分制限をするのは、体にたまる過剰な水分による高血圧を防ぐためです。

## 尿毒症になると全身に症状が出現する

腎機能の低下が進んで正常の5％以下程度になると、老廃物《ろうはいぶつ》の排泄ができなくなって体にたまってきます。**尿毒症**《にょうどくしょう》は、これらの老廃物によってもたらされる全身的な症状です。

多くの場合、食欲不振や吐き気などがあらわれ、ついで呼吸器、消化器、循環器、神経、内分泌などに、多くの症状が出現してきます。このような状態になったら、透析《とうせき》療法で老廃物を取り除かない限り生命を維持することができなくなります。

MEMO

### むくみと体重

むくみがあるということは、体の中に水分がたまっているということですから、体重が増えてきます。たとえば水が1Lたまると、体重は1kg増えます。

### 尿の量の異常

健康であっても、水分のとり方や汗のかき方によって、1日の尿の量は大きく変化することがあります。尿量の変化がすべて腎臓病に結びつくわけではありませんが、以下のような状態がつづく場合は明らかに腎臓病であると考えられます。

＊無尿《むにょう》　1日に100mL以下
＊乏尿《ぼうにょう》　1日に100～400mL
＊多尿《たにょう》　1日に3000mL以上

# 第2章

# 慢性腎臓病（CKD）が増えている!?

# 腎臓病が増えている

**Point**

- 大半の腎臓病は、生活習慣の乱れで発症する
- もっとも多いのは、糖尿病の合併症「糖尿病性腎症」
- 慢性腎臓病（CKD）は、腎機能を成績であらしたもの

## 糖尿病性腎症は年々、増加の一途

食べすぎ、運動不足、ストレスなどが重なると、肥満や高血圧、動脈硬化、高血糖などが進んできます。こうした状態がつづくと、さまざまな臓器にも影響がおよんできます。腎臓も例外ではありません。**腎臓病の原因の大半は生活習慣病**なのです。

現在、発症が増えているのは、糖尿病性腎症、腎硬化症《じんこうか》など、生活習慣の積み重ねによって発症するタイプのものです。糖尿病性腎症は糖尿病が原因となって発症する腎臓病ですし、腎硬化症は高血圧が発症の原因になります。

特に問題視されているのは糖尿病の増加にともなって増えている糖尿病性腎症です。2016年に厚生労働省が行った「国民健康・栄養調査」では、糖尿病が強く疑われる人（糖尿病有病者）と糖尿病の可能性が否定できない人（糖尿病予備軍）が、いずれも約1000万人と推計されています。糖尿病の人が増えれば増えるほど、合併症として腎症を発症する人も増えてきます。

## 腎不全を予防するために腎機能を5段階に分類

糖尿病性腎症は、きちんと検査をして治療を行わない限り、静かに進行していきます。腎硬化症も、高血圧の状態が長くつづけばつづくほど、発症の危険性が高くなります。

腎臓病の多くは、発見が早いほど進行を抑《おさ》える可能性が高くなります。健康診断などで早期に異常を発見できれば、それ以上進行させないようにすることは十分に可能です。しかし、自覚症状が出てから医療機関に

かかったのでは、すでに進行していることが少なくありません。中には、すでに腎不全の状態にまで至っているケースも決して少なくないのです。この段階では、回復の望みはありません。

そこで、「未治療のまま腎不全に至るという事態を何とか予防できないか」と提唱されたのが、「**慢性腎臓病**（CKD）」という考え方です。健診や検査、自覚症状などで腎臓病の疑いが少しでも認められたらすぐに治療をはじめる、というものです。

慢性腎臓病では、腎臓の状態をわかりやすくするために、それを引き起こした原因にかかわらず、腎機能をステージ1からステージ5までの5段階であらわします。つまり、「腎臓の成績表」と考えるとわかりやすいかもしれません。そして、成績表に応じて、治療を行っていくことになるのです。

■慢性腎臓病（CKD）の発症と進行

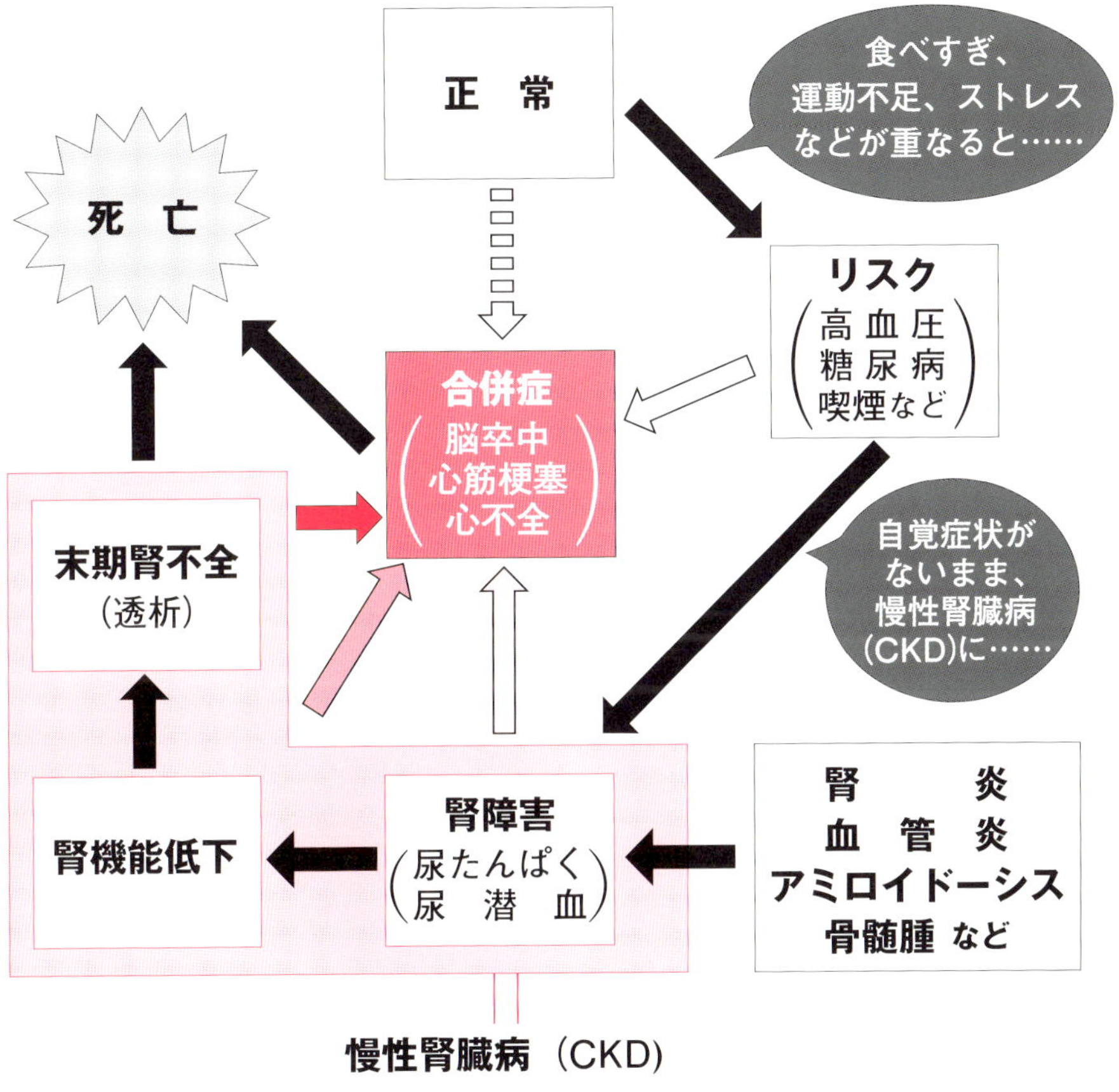

# 「慢性腎臓病（CKD）」という新しい考え方

**Point**
- 慢性腎臓病（CKD）は、腎機能が慢性的に低下する病気の総称
- 慢性腎臓病（CKD）は、心筋梗塞や脳梗塞とも深い関係がある
- 腎機能が60％未満に低下したら、慢性腎臓病と診断される

## 腎不全に至らないように早期に治療を開始する

慢性腎臓病（CKD）というのは、単一の病名ではなく症候群の名称です。**「腎臓が慢性的な経過をたどって徐々に障害されていく病気の総称」**という意味です。ですから、「あなたは慢性腎臓病です」というように、診断名として告げられるわけではありません。診断名は、腎機能低下の原因となった疾患《しっかん》名（たとえば糖尿病性腎症、慢性糸球体《しきゅうたい》腎炎、IgA《アイジーエー》腎症など）です。

では、なぜ、慢性腎臓病という考え方が提唱されているのかというと、**「腎不全から人工透析へと至らないようにするため」**というのが大きな目的です。日本では、腎不全から人工透析を余儀《よぎ》なくされる人は年々増加しています。

もう一つの理由は、腎機能の低下が軽度であっても、**心筋梗塞や脳卒中などと深い関連性がある**ということがわかってきたからです。いまや、腎臓病→腎不全→人工透析→死亡という流れより、糖尿病や高血圧の人では、腎臓病→心筋梗塞・脳卒中→死亡という流れのほうが多くなっています。

自分自身の腎臓の状態を理解し、セルフケアをしていくことにより、腎臓病が進行するのを防ぐだけでなく、心筋梗塞や脳卒中といった循環器系の病気をも防ぐことにつながります。腎臓病の治療は、従来は医師による腎炎の治療が中心でしたが、慢性腎臓病の考え方では「医師による治療＋患者本人による生活習慣の改善」により、腎機能の低下をストップさせようという二人三脚の治療となります。

## ■慢性腎臓病（CKD）の診断基準

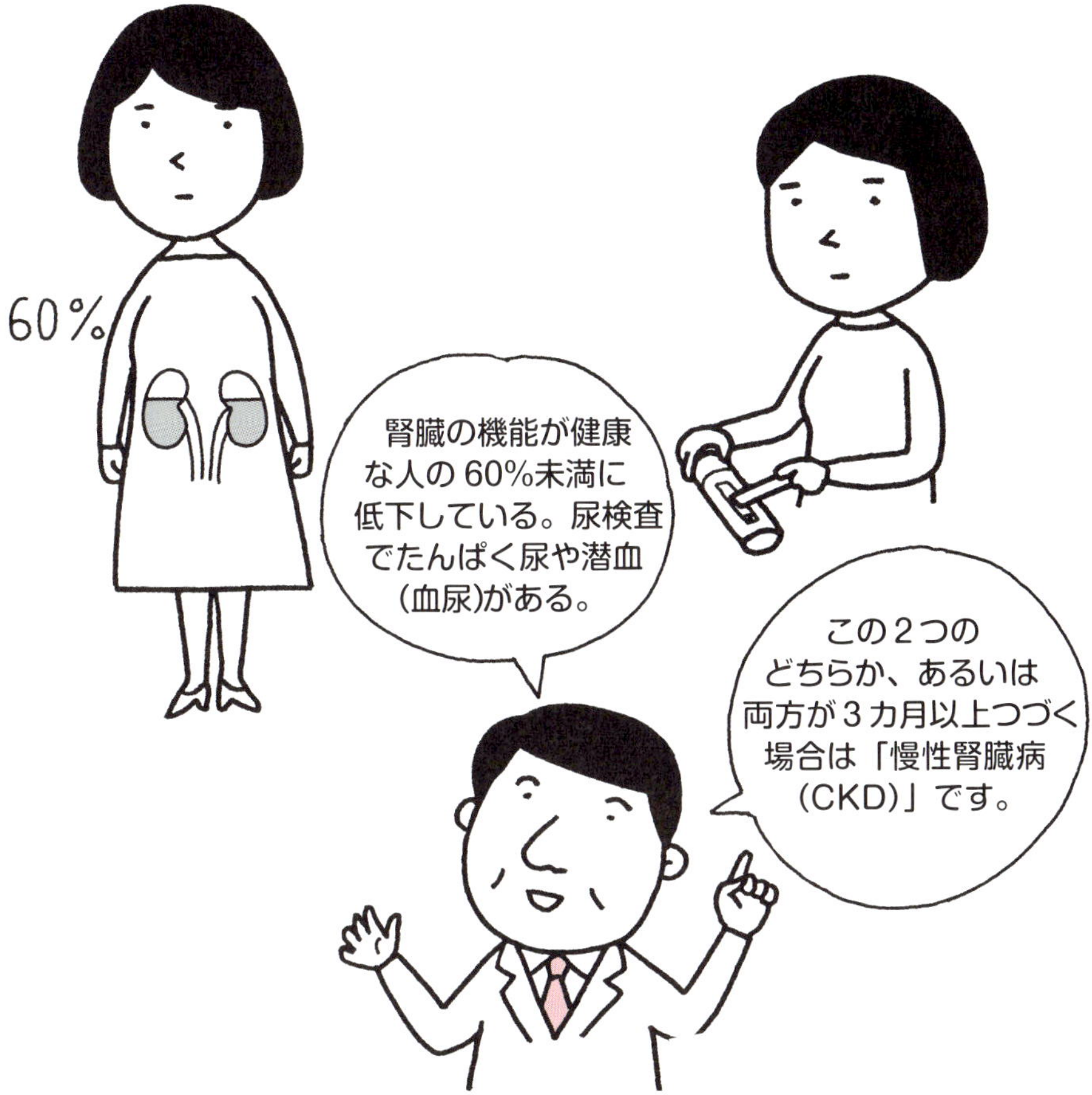
60％
腎臓の機能が健康な人の60％未満に低下している。尿検査でたんぱく尿や潜血(血尿)がある。
この2つのどちらか、あるいは両方が3カ月以上つづく場合は「慢性腎臓病(CKD)」です。

## 老廃物を処理する能力で腎臓の状態を具体化

慢性腎臓病と診断される基準についてお話ししておきましょう。

①腎臓の機能が健康な人の60％未満に低下している。

②尿検査などで腎臓に明らかな障害が認められる。

この2つの条件のいずれか、あるいは両方が3カ月以上つづいていると、慢性腎臓病と名づけられます。

腎機能というのは、正確には**糸球体濾《ろ》過《か》量（GFR）**のことです。簡単にいうと、血液中から老廃物を濾過する能力がどれくらいあるか……ということを意味します。

一方、尿検査などで認められる明らかな異常とは、たんぱく尿、血尿などのことです。また、画像検査で腎臓の形の異常などが認められる場合も含みます。

# 成人の5人に1人は「慢性腎臓病」の疑い

**Point**
- 慢性腎臓病は6つの段階に分類される
- 重症度は腎機能と尿たんぱくを組み合わせて判断
- 現在、日本の慢性腎臓病患者は約1330万人

## 慢性腎臓病の重症度分類

慢性腎臓病では、ステージ1（G1）からステージ5（G5）まで6つの段階に分類されています（ステージ3は2つに分かれます）。これは腎臓の機能や障害の程度によってレベル分けされたもので、**ステージが上がるほど腎機能が悪化**していることになります。各ステージの概要は左ページを参照してください。

このステージ分けでは、糸球体濾過《ろか》量（GFR）だけではなく、腎臓の障害の程度がわかる尿たんぱく（糖尿病がある場合は尿アルブミン）を加えて、重症度を総合的に評価するようになっています。尿たんぱくを加えるのは、GFRが同じレベルであっても、尿たんぱくのレベルによって、慢性腎臓病による透析の導入や心臓疾患による死亡のリスクが異なるからです。

## 透析を受けている人は約32万人

日本の慢性腎臓病の患者さんは、約1330万人と考えられています。国民の約10人に1人が該当することになります。しかし、治療を受けている人の割合は、決して多くはありません。というより、腎機能が低下していることに気づかずに生活している人が、実は非常に多いのです。

現在、慢性腎臓病が進行した場合の唯一の治療法である透析療法を受けている人は、約33万人です。糖尿病の患者数が年々増えていることもあり、透析を開始する人も増えつづけています。一生、休むことなくつづけなければならない透析療法は、心身ともに大きな負担となります。

## ■慢性腎臓病（CKD）のステージ分類

※腎機能をGFR（糸球体濾過量）で評価し、その低下の度合いにより、6つのステージに分類する。

| ステージ | | GFR（mL/分） |
|---|---|---|
| 1 | 正常または高値 | ≧90 |
| 2 | 正常または軽度低下 | 60～89 |
| 3a | 軽度～中等度低下 | 45～59 |
| 3b | 中等度～高度低下 | 30～44 |
| 4 | 高度低下 | 15～29 |
| 5 | 末期腎不全 | ＜15 |

## ■CKDのたんぱく尿区分による重症度分類

①糖尿病以外の腎疾患（腎炎、腎硬化症、移植腎などすべて）

| | 重症度分類 | | | |
|---|---|---|---|---|
| | A1 | A2 | A3 | ネフローゼ相当 |
| | 正常 | 軽度たんぱく尿 | 高度たんぱく尿 | 大量たんぱく尿 |
| **尿たんぱく定量（g/日）<br>または<br>尿たんぱく/Cr比/（g/gCr）** | 0.15未満 | 0.15～0.49 | 0.5以上 | 3.5以上 |

②糖尿病性腎症

| | 重症度分類 | | | |
|---|---|---|---|---|
| | A1 | A2 | A3 | ネフローゼ相当 |
| | 正常 | 微量アルブミン尿 | 顕性アルブミン尿 | 大量たんぱく尿 |
| **尿アルブミン定量（mg/日）<br>または<br>尿アルブミン/Cr比/（mg/gCr）** | 0.15未満 | 0.15～0.49 | 0.5以上 | 3.5以上 |

※糸球体疾患では、尿たんぱく量が多いほど腎機能の低下速度が速い。また、糖尿病性腎症の早期診断は「アルブミン尿」で行われる。

Cr：クレアチニン

# 腎臓病と「心筋梗塞・脳卒中」の関係

**Point**

- 糖尿病や高血圧からの慢性腎臓病は心筋梗塞や脳卒中と関係が深い
- 問題となるのは、糖尿病や高血圧、動脈硬化
- 初期の段階から危険性は存在する

## 腎臓の障害が進むと高血圧を引き起こす

慢性腎臓病（CKD）という症候群が注目されている理由の一つが、慢性腎臓病と心臓疾患・脳疾患との関係です。さまざまな調査で、「慢性腎臓病があると、心筋梗塞や脳卒中を起こしやすい」ということがわかりました。

慢性腎臓病を引き起こす大きな原因が**高血圧**です。腎臓は高血圧の影響を受けやすい臓器で、高血圧状態がつづくと組織のダメージが進みます。さらに、腎臓はレニンというホルモンの分泌を調整して血圧をコントロールしているのですが、腎臓の障害が進むとこのコントロールがむずかしくなり、血圧が上昇します。

## 動脈硬化の条件が重なり血管が詰まる・破れる

腎機能の低下→血圧の上昇→腎機能のさらなる低下……という悪循環は、**動脈硬化**をも進行させます。また、慢性腎臓病になる人は、糖尿病や脂質異常症を合併していることも多く、これも動脈硬化を促します。

その結果、心筋梗塞や脳卒中などの重大な病気を引き起こしやすくなるのです。これまでは、慢性腎臓病になると、最終的に腎不全にまで進行し、人工透析に至るという図式が一般的でした。しかし、糖尿病や高血圧の人では、**腎機能の低下がごく初期のうちから、心臓や脳の病気を引き起こす危険性が高くなる**ことが指摘されています。

腎機能低下とたんぱく尿があると、男性では約2倍、女性では約4倍もの高率で心筋梗塞や脳卒中で死亡しているという報告もあります。

## ■腎機能の程度別　心血管イベント発症率

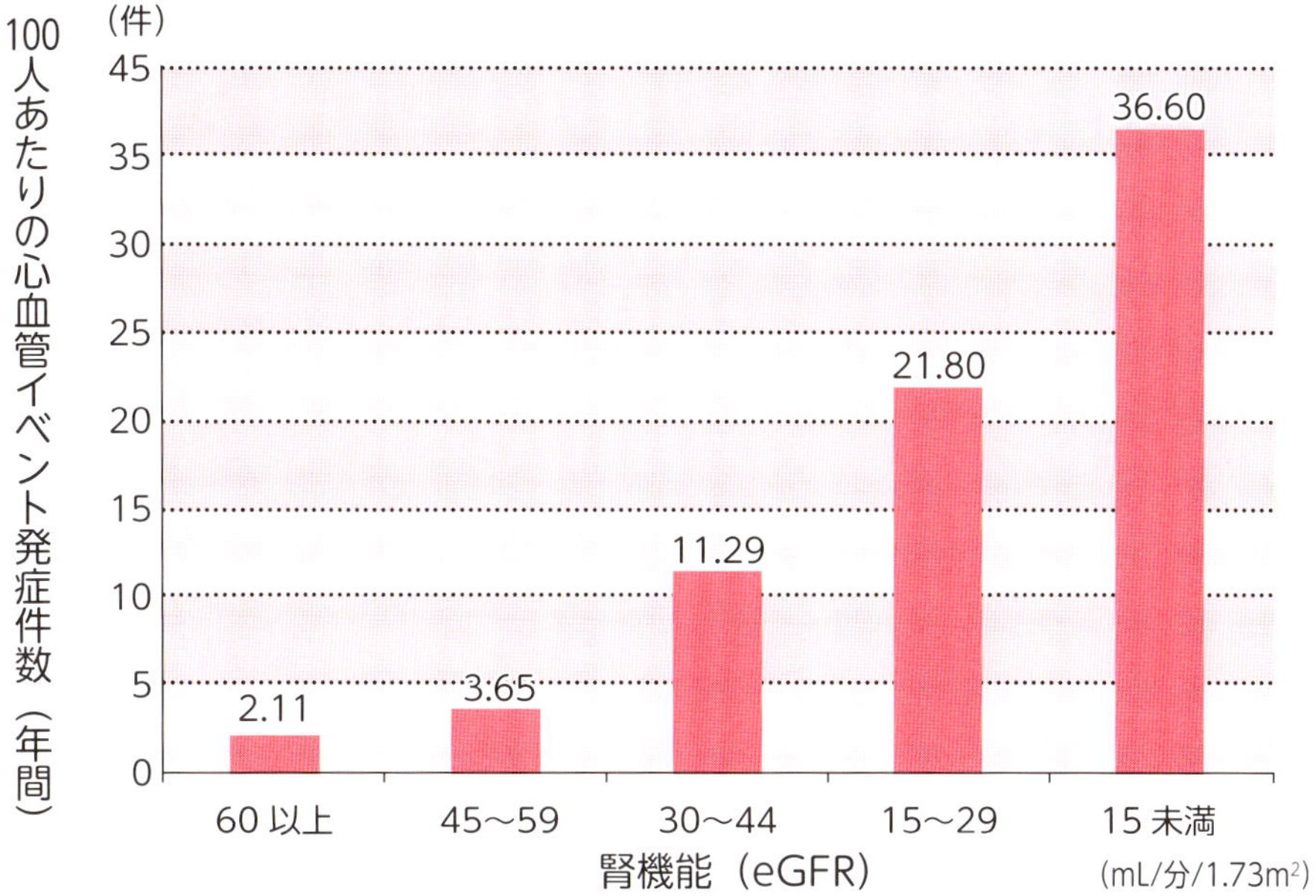


※年齢を標準化して算出

腎機能が低下するにしたがって、心筋梗塞や脳卒中などの心血管疾患の発症率は増加する。「心血管イベント」とは、心血管疾患を起こすことや、心血管疾患によって死亡することなど。

（GoAs, et. al. Chronic kidney disease and the risks of death, cardiovascular events, and hospitalization. N Engl J Med. 2004 Sep 23;351(13):1296-305. Figure1 Bより一部改変）

**MEMO**

### 心筋梗塞と脳卒中

心筋梗塞は、心臓の筋肉に酸素と栄養を送っている冠《かん》動脈が詰まることで発症します。冠動脈が狭くなったものが狭心症で、完全に詰まったものが心筋梗塞です。この2つを合わせて虚血《きょけつ》性心疾患と呼びます。

心筋梗塞が発症すると心筋《しんきん》が虚血状態になり、壊死《えし》してしまいます。致死《ちし》率は約20％で、その大半は急性期に起きる不整脈《ふせいみゃく》の合併です。

一方、脳卒中には、脳の血管が詰まる脳梗塞、脳内の血管が破れる脳出血、動脈瘤《どうみゃくりゅう》が破れてくも膜下《まくか》腔《くう》に出血するくも膜下出血があります。

以前は、脳出血が多かったのですが、最近では脳梗塞の割合が多くなっています（約80％）。

# 慢性腎臓病になりやすいタイプ

Point
●糖尿病・高血圧・肥満は、慢性腎臓病の大きな危険因子
●メタボリックシンドロームを指摘されている人もご用心
●慢性系球体腎炎にかかりやすいタイプは、いまだ不明

## 糖尿病と高血圧は慢性腎臓病になりやすい

慢性腎臓病（ＣＫＤ）になりやすい人と、なりにくい人がいます。なりやすいのは、次のような人です。

### ■糖尿病の人

糖尿病になると、高血糖のために血管の障害が進み、同時に腎臓の糸球体の血管の高血圧も進みます。これによって、血液を濾過《ろか》する糸球体が障害され、腎機能がさらに低下します。その結果、引き起こされるのが糖尿病性腎症です。

糖尿病では、初期のうちから心筋梗塞や脳卒中を引き起こしやすいため、慢性腎臓病が重なるとさらに危険性は高くなります。

### ■高血圧の人

血圧が高いと、腎臓に大きな負担がかかり、腎機能が低下してしまいます。高血圧は、慢性腎臓病だけでなく、心筋梗塞や脳卒中の重大な危険因子でもあります。

もっとも腎不全のリスクが低いのは収縮期血圧が１２０㎜Hg未満、拡張期血圧が80㎜Hg未満の人。血圧の上昇にともなってリスクも大きくなっていきます。

## 太っていると動脈硬化が進む

### ■肥満の人

糖尿病や高血圧がなくても、肥満であるということだけで慢性腎臓病を引き起こす大きな危険因子になります。まず、内臓脂肪がたっぷりとついていると、腎臓の糸球体が過剰濾過を起こし、腎障害につながることになります。また、脂質《ししつ》の代謝《たいしゃ》異常、動脈硬化の進行など、肥満にありがちな条件も、腎機能の低下に影

## ■こういう人は慢性腎臓病（CKD）になりやすい

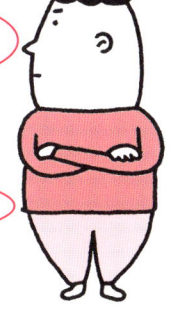

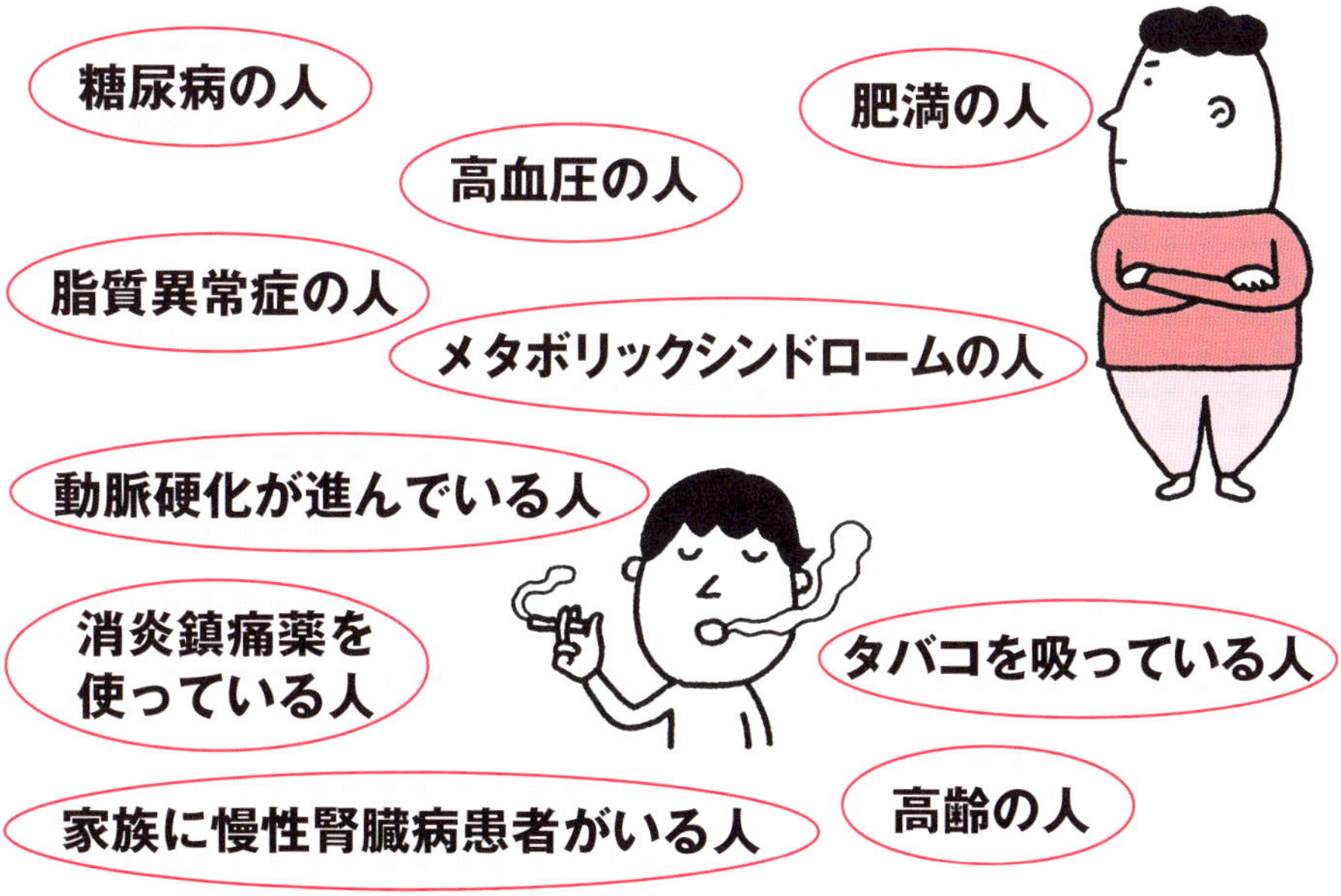


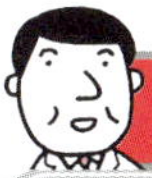

### ドクターアドバイス

**「危険因子がある場合は、定期的に検査を受けましょう」**

慢性腎臓病になりやすい危険因子がある場合は、半年に１回程度、定期的に尿検査や血液検査を受け、腎臓の状態をチェックするようにしましょう。特に、糖尿病や高血圧、脂質異常症などの生活習慣病がある場合は、注意してください。

### MEMO

**メタボリックシンドローム**

軽症の生活習慣病が重なることで動脈硬化が加速度的に促進され、心筋梗塞や脳梗塞などを引き起こしやすくなります。メタボリックシンドロームの診断基準は次の通り。①に加えて、②～④のうち2項目以上あてはまれば、メタボリックシンドロームです。

①腹囲《ふくい》（おへそまわり）が、男性は85㎝以上、女性は90㎝以上

②血液中の中性脂肪が１５０㎎／dL以上、HDLコレステロール値が40㎎／dL未満（これらのいずれか一方、または両方）

③収縮期（最高）血圧が１３０㎜／Hg以上、拡張期（最低）血圧が85㎜／Hg以上（これらのいずれか一方、または両方）

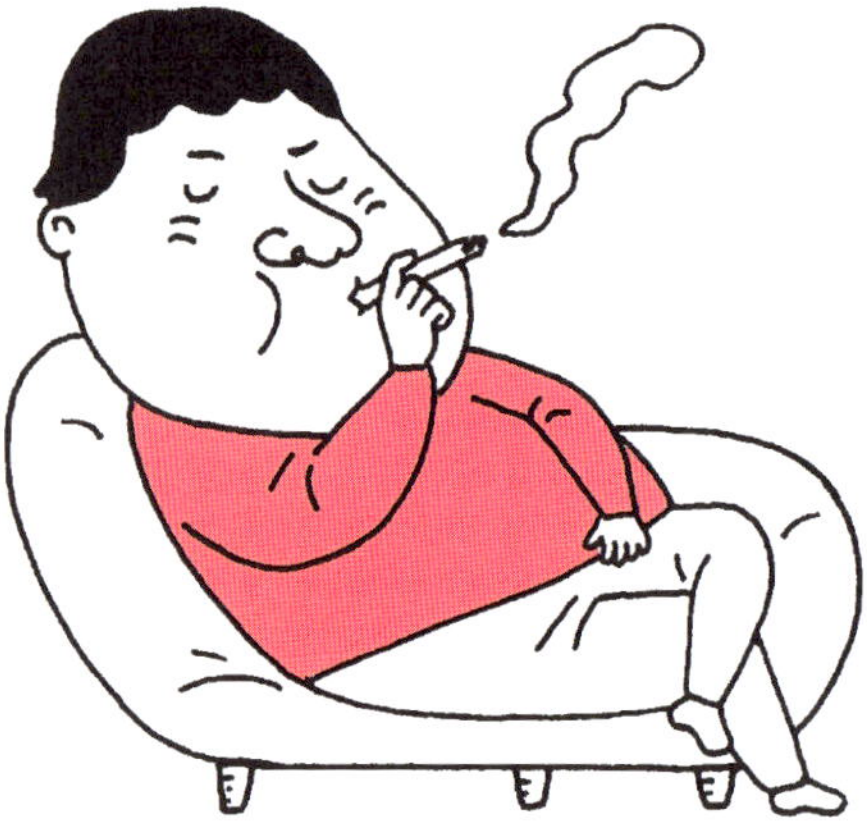

響をおよぼします。

肥満と慢性腎臓病の関係は大変に複雑で、やっかいなことに、一つの因子を改善しただけでは治療効果が期待できません。

### ■脂質異常症の人

ネフローゼ症候群などの腎臓病では脂質異常症が起きやすくなります。

### ■動脈硬化が進んでいる人

動脈硬化が進むと、腎臓へ流れ込む血液の量が少なくなってきます。この状態がつづくと虚血《きょけつ》性腎症になり、腎機能が低下していきます。

### ■メタボリックシンドロームの人

メタボリックシンドロームは、心筋梗塞や脳卒中の危険因子ですが、慢性腎臓病に関しても同様です。肥満、高血圧、高血糖などは、すべて腎臓にダメージをおよぼします。

## タバコを吸っていると末期腎不全に至りやすい

### ■タバコを吸っている人

喫煙は、慢性腎臓病の発症や進行の大きな危険因子です。アメリカの調査では、1日に20本以上の喫煙者が末期腎不全に至るリスクは、非喫煙者の2・3倍とされています。

また、喫煙していると、心筋梗塞や脳卒中などの危険性も高くなります。

### ■高齢の人

年齢を重ねるごとに、腎臓の機能も低下していきます。老化には個人差があり、高血圧、糖尿病などの持病を持っている人ほど、腎機能の低下も進みます。

一般的に、腎臓の重量的なピークは40歳代前半で、それ以降は減少していきます。濾過《ろか》機能をになう糸球体も、加齢とともに硬化していきます。

### ■家族に慢性腎臓病患者がいる人

腎臓病の中には、遺伝によって起きるものもあります。

### ■消炎鎮痛薬を使っている人

消炎鎮痛《しょうえんちんつう》薬を常用していると、腎機能が低下することがあります。腰や膝《ひざ》、肩などの痛みを緩和《かんわ》するために消炎鎮痛薬を用いている人は、定期的に検査を受けたほうが安心です。

# 第3章

# 慢性腎臓病の原因となる病気

# 慢性腎臓病（CKD）の原因となる腎臓の病気

**Point**

- もっとも多いのは、糸球体に異常が生じる病気
- 糸球体に異常が起きると、残りの糸球体に負担がかかる
- 早期発見・早期治療が何より大事

## 濾過を行う糸球体がしだいに機能しなくなる

腎臓の病気は、糸球体、血管、尿細管、間質《かんしつ》（尿細管と尿細管の間を埋める物質）などで起こります。いずれかの部分で起きる場合もあれば、いくつかの部位にまたがって病変が生じることもあります。

中でも腎機能の低下にもっとも関連が深い組織が糸球体《しきゅうたい》です。糸球体には毛細《もうさい》血管が毛糸玉のように集まり、血液の濾過《ろか》を行っています。左右の腎臓で、約200万個の糸球体があります。

何らかの原因で、この糸球体の一部が機能しなくなることが、多くの慢性腎臓病（CKD）のはじまりになります。糸球体が硬化《こうか》し、濾過できなくなってしまうのです。同様に、尿細管で必要な物質の再吸収ができなくなることもあります。

しかし、糸球体は200万個もありますので、残りの糸球体がカバーするのですが、過剰な仕事をしていると健康な糸球体の硬化も早まってしまいます。その結果、腎不全《じんふぜん》へと進行してしまうのです。

## 「治りにくい腎臓病」は腎不全に進行しやすい

日本透析医学会の調査では、透析療法の原因疾患の第1位が糖尿病性腎症、ついで慢性糸球体腎炎、腎硬化症、多発性嚢胞腎《たはつせいのうほうじん》、慢性腎盂《じんう》腎炎、急速進行性糸球体腎炎、ループス腎炎（SLE腎炎）という順になっています。

つまり、これらの腎臓病は、「治りにくい腎臓病」ということになります。進行するまで自覚症状はほとんどありませんので、まったく病気

に気づかないケースが大変に多いのです。

腎臓の障害がまだ軽度のうちは進行を抑《おさ》えることが十分に可能ですが、いったんある程度まで進行してしまうと、腎不全に至る危険性が格段に高くなります。早期発見・早期治療が何より大切なのです。

## ■腎機能がしだいに低下する原因

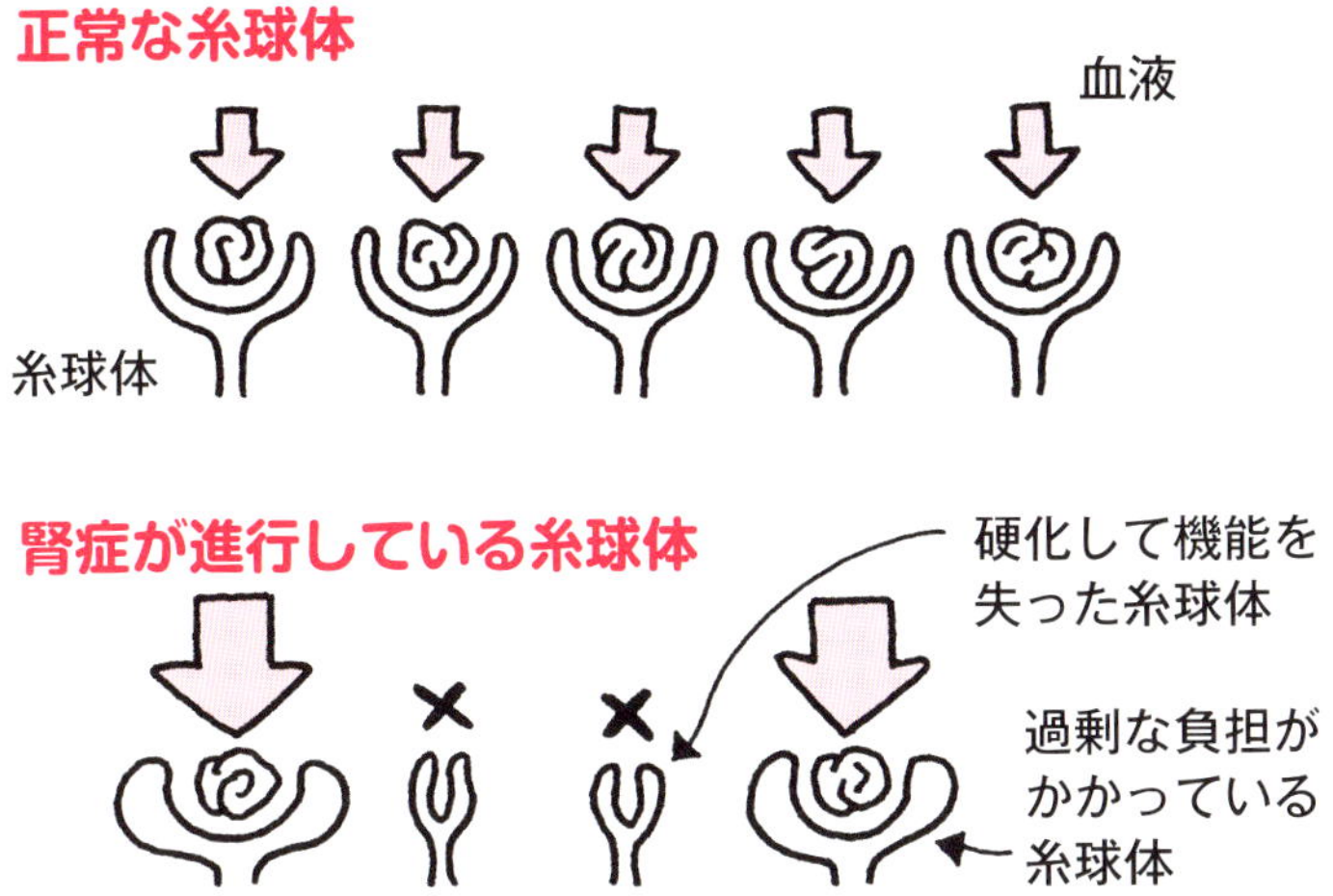


（中尾俊之編著『知りたいことがよくわかる　腎臓病教室　第４版』医歯薬出版　より一部改変）

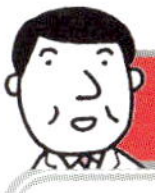

## ドクターアドバイス

**「腎症は、社員が休んだ会社と同じです」**

50人が会社を休んだため、それまで100人でこなしていた仕事を残りの50人でがんばっているのが、下の「腎症が進行している糸球体」の状態です。最初のうちはもちこたえられても、そのうちに過労で倒れてしまうのは目に見えています。残った糸球体にいかに負担をかけないか……これが慢性腎臓病の治療の目標です。

## MEMO

### 治療によって「治る腎臓病」

腎臓病は治りにくいというイメージがありますが、急性糸球体腎炎、急性腎盂腎炎、急性腎不全、微小変化型ネフローゼ症候群などは、代表的な「治る腎臓病」です。なるべく早期に適切な治療を行うことが重要です。ただし、過労など無理をすると慢性化することもありますし、まれではありますが、長い時間をかけて慢性腎不全に移行するケースもあります。

一方、治らないまでも、進行しないタイプの腎臓病もあります。尿検査ではいつも尿に異常があっても、腎機能が低下しなければ心配ありません。継続的に検査を受け、経過観察を行います。

# 糖尿病性腎症

**Point**
- 高血糖で、糸球体の毛細血管が動脈硬化を起こす
- 腎症は糖尿病の合併症の一つ
- 腎機能のステージに応じた治療を行う

## 糖尿病になると血管の障害が進む

慢性腎臓病から腎不全《じんふぜん》、透析《とうせき》療法へと至る原因で、現在、もっとも多いのが糖尿病性腎症です。

糖尿病は、膵臓《すいぞう》から分泌されるインスリンというホルモンの働きが悪くなったり、分泌するタイミングが遅れたり、分泌量が少なくなるなどの理由で、血糖値が慢性的に高くなる病気です。

血糖値が高い状態がつづくと、全身の血管がしだいに障害され、血管の動脈硬化が進みます。その影響でさまざまな臓器の血流が不十分になったり、血管がもろくなるなどの弊《へい》害《がい》があらわれます。

## 糸球体の毛細血管が動脈硬化を起こす

ごく初期の「血糖値がやや高い」という段階から、大血管の動脈硬化が進みます。こうした状態がつづくと、細小血管の動脈硬化も進み、糖尿病性腎症、糖尿病網膜《もうまく》症、糖尿病神経障害といった合併症があらわれてきます。

腎臓は、体の中で**もっとも多くの血管が集まっている臓器**です。糸球体は毛細血管が毛糸玉のように集まってできており、約200万個の糸球体の血管をすべて引きのばすと約60mにも達します。

糖尿病が発症して高血糖がつづき、10〜20年ぐらいたつと、糸球体の毛細血管の動脈硬化が進み、腎症が進行していきます。糖尿病性腎症は、進行性の病気ですから、完治することはきわめて困難です。

糖尿病性腎症は、ある種の遺伝子を持っている人に、さまざまな環境

## 年別透析導入患者の原因疾患

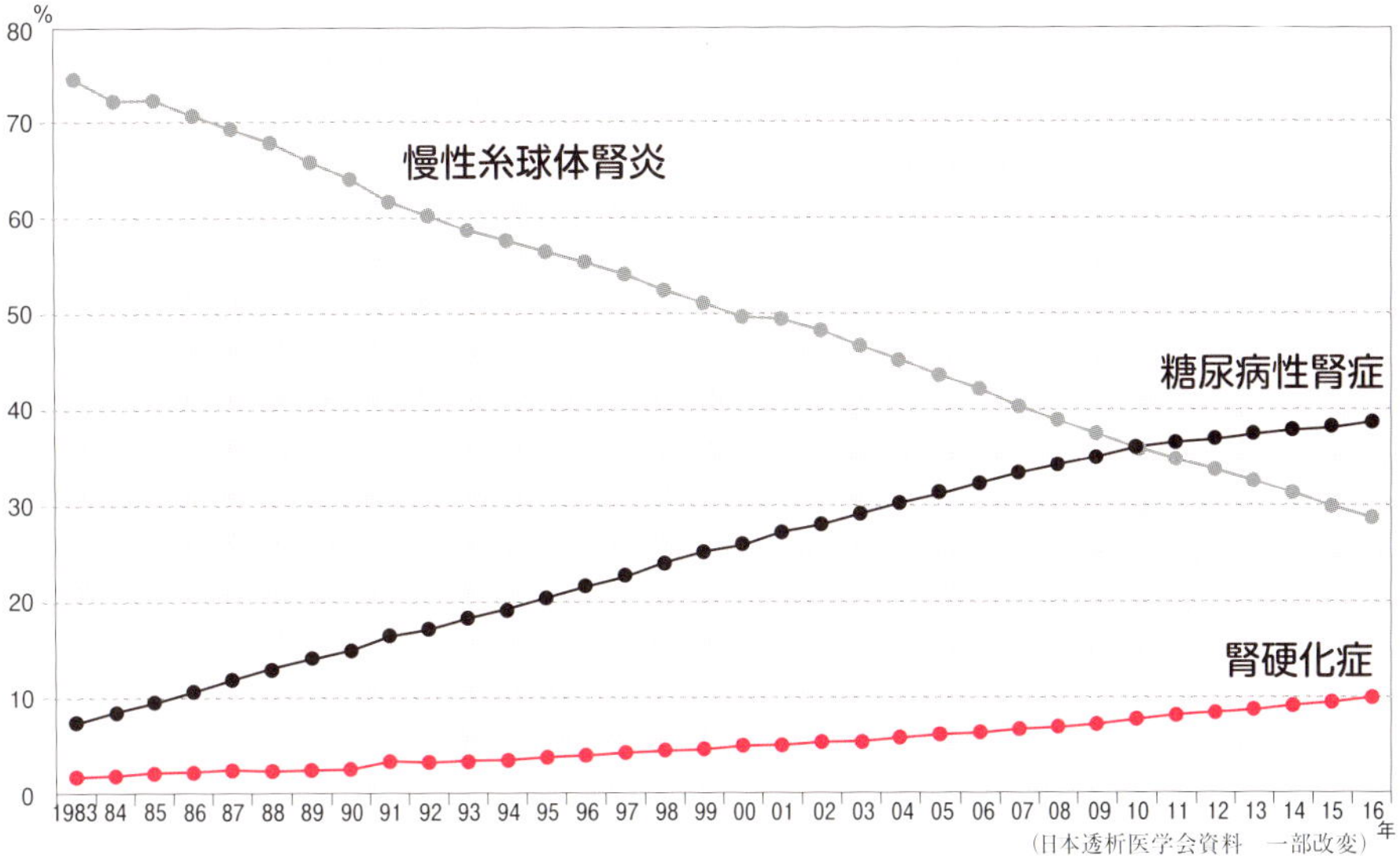


（日本透析医学会資料　一部改変）

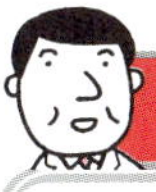

## ドクターアドバイス

**「2010年から、透析の原因疾患は糖尿病性腎症が第1位です」**

慢性糸球体腎炎は年々患者数の割合が減っていますが、これにひきかえ、糖尿病性腎症は増えています。3位は腎硬化症、ついで多発性嚢胞腎、慢性腎盂腎炎、急速進行性糸球体腎炎、ループス腎炎の順です。糖尿病の患者さんは、腎症を発症しないように注意が必要です。

MEMO

### 主な糖尿病の種類

**1型糖尿病**

インスリンを分泌する膵臓《すいぞう》のB細胞が破壊されることによって発症します。インスリンを体の外から補《おぎな》わないと、生命を維持することができません。小児や若年層に発症することが多く、何らかの理由で免疫機構が自分自身の体を攻撃してしまうことが発症の原因ではないかと考えられています。

**2型糖尿病**

日本では、糖尿病の95%以上が2型糖尿病です。一般的に「糖尿病」という場合は、このタイプをさします。遺伝的な体質に加えて、肥満、運動不足、過食などの生活習慣の積み重ねによって発症します。患者は圧倒的に中高年以上です。

因子が加わって発症するのではないかと考えられています。

## 症状によって5つの病期に分類

糖尿病性腎症は、ほとんど自覚症状がないままに進行していきます。腎臓の障害の程度により、5つの病期に分けられます。

### ■第1期：腎症前期

糖尿病性腎症の潜在期といえる段階です。尿検査をしても、たんぱく尿はまだあらわれません。腎機能検査でも異常はあらわれませんが、ときに糸球体が過剰に働きすぎることも見られます。この段階から治療を行えば、十分に回復可能です。

### ■第2期：早期腎症期

尿検査で一般的なたんぱく尿はあらわれませんが、たんぱく尿の一種である微量アルブミン尿（73ページ参照）があらわれてきます。微量アルブミン尿は、たんぱく尿よりもずっと早い段階からあらわれるため、この検査を行うことで糖尿病による腎臓の病変を早期に発見できます。この段階から治療を行えば、十分に回復可能です。

### ■第3期：顕性《けんせい》腎症期

腎症であることが、さまざまな検査ではっきりとわかる時期です。

腎機能がしだいに低下し、たんぱく尿もあらわれるようになります。人によっては、むくみなどの自覚症状もあらわれてきます。

この時期に至ると、進行を抑えることがむずかしくなります。できるだけ進行を遅らせることが治療の目的となります。

腎機能の状態によっては、人工透析の導入も視野に入ってきます。

### ■第4期：腎不全期

第3期に適切な治療を受けないと、腎臓の障害が進み、腎臓の機能がほとんどなくなります。血液中に老廃物がたまり、むくみ、貧血、倦怠《けんたい》感、疲労感、動悸《どうき》、息切れなど多彩な自覚症状があらわれてきます。この段階にまで至ると、腎機能の回復は不可能です。

### ■第5期：透析療法期

機能しない腎臓のかわりに、血液内の老廃物を人工透析により除去します。

## 尿検査と血液検査で障害の程度を判断する

糖尿病になったからといって、だれもが腎症を発症するわけではありません。血糖値が良好にコントロールされていれば、腎症の発症を防ぐことができます。

しかし、糖尿病性腎症の発症には遺伝的な体質も関係していますし、いったん発症すると進行が速く、ほかの腎臓病よりも腎不全状態に至り

## ■糖尿病性腎症の進行

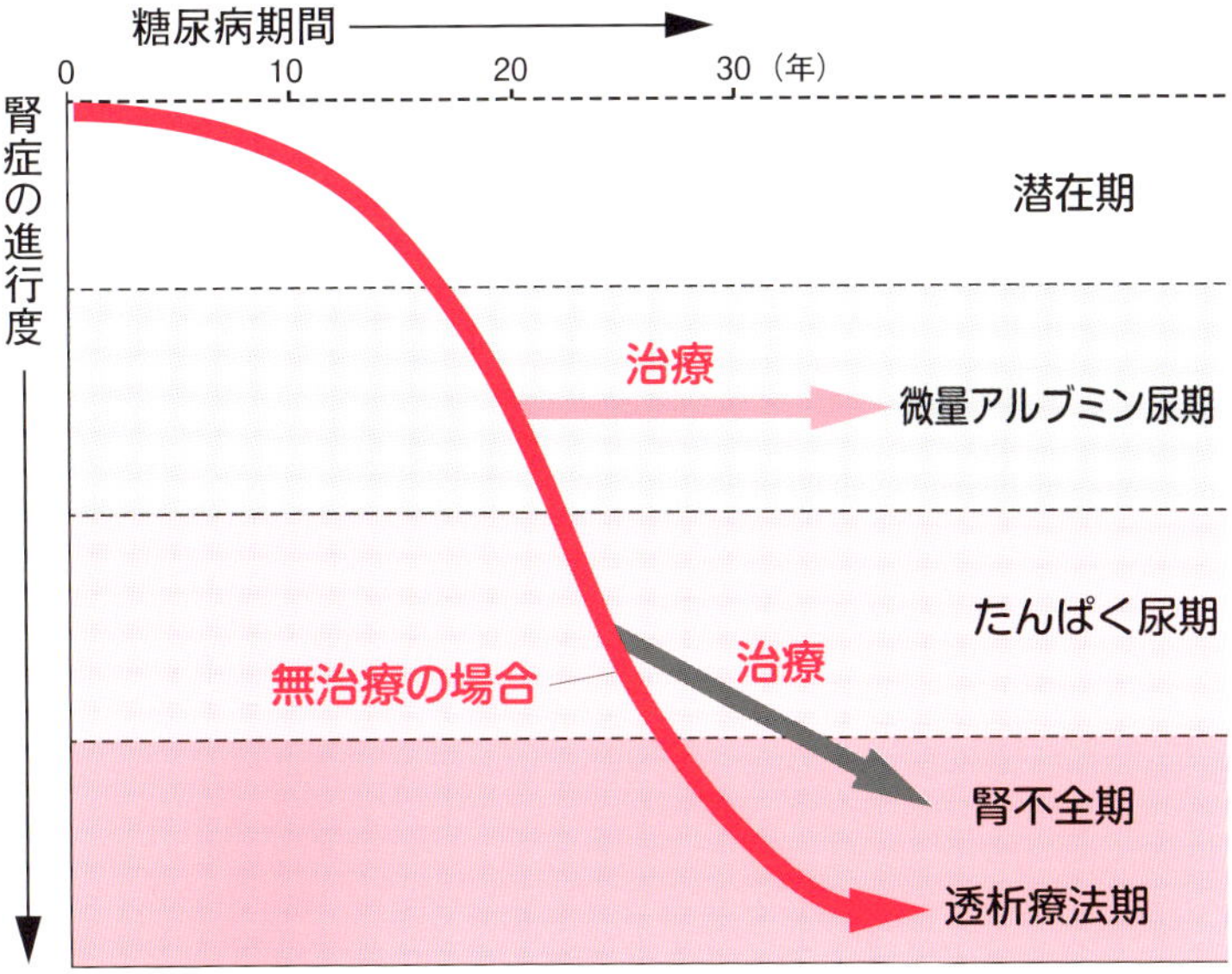


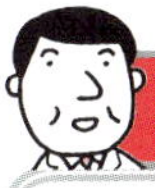

### ドクターアドバイス

**「何よりも、早期のうちに発見することが重要です」**

腎機能の低下がまだ初期のうちに発見して治療をすれば、それ以上の低下を防ぐことが可能です。しかし、たんぱく尿が出た段階では、もはや回復は困難です。治療をすることで進行を遅らせることはできますが、いずれ腎不全に移行します。治療をしないで放置すると、最終的には人工透析が必要になります。

やすいという特徴があります。そのため、糖尿病であるとわかった段階から、腎臓の検査を定期的に受けたほうが安心でしょう。

　糖尿病性腎症を早期に発見するために行われる検査は、尿検査と血液検査です。たんぱく尿の一種である微量アルブミン尿が検知された場合は、それ以上に腎機能が低下しないように食事療法と薬物療法を行います。一般的な尿たんぱくが陽性になった場合は、すでに第3期に達していると判断されます。

　血液検査では、老廃物の排泄能力を調べます。血液検査で異常がはっきりとわかるのは、第3期の顕性《けんせい》腎症期です。血清クレアチニン、血清尿素窒素《にょうそちっそ》などの値《あたい》により、腎機能がどの程度まで低下しているのか推測することができます。

## 治療の基本は食事療法と薬物療法

糖尿病の治療と腎症の治療を並行して行います。基本は食事療法と薬物療法です。

### 第1期：腎症前期

糖尿病食を基本として、血糖コントロールに努めます。それでも血糖値が下がらない場合は、経口糖尿病薬やインスリンを使用することもあります。高血圧がある場合は、食塩の摂取制限（1日6g未満）や薬物による治療を行います。たんぱく質の制限はありませんが、過剰摂取を避けます。

### 第2期：早期腎症期

第1期よりもさらに厳格な血糖コントロールを行います。腎症の進行とともに血圧が上昇しやすくなりますので、食塩の摂取制限や降圧薬による血圧コントロールも重要です。アンジオテンシン変換酵素阻害薬（ACE阻害薬）やアンジオテンシンⅡ受容体拮抗《きっこう》薬（ARB）が、腎保護に有効です。血糖値、血圧のコントロールが良好であれば、腎症の進行を防止したり、あるいは改善することも可能です。たんぱく質の過剰摂取を避けます。

### 第3期：顕性腎症期

第2期同様、厳格な血糖コントロールが必須です。また、減塩に加えてたんぱく質摂取が過剰とならないようにコントロールします（1日体重1kgあたり0・8～1g）。約半数の人に高血圧があらわれます。高血圧治療の基本は食塩制限です（1日6g未満）。さらに、降圧薬や利尿薬などで血圧の上昇を防ぐ治療が徹底されます。むくみの程度、心不全の有無により、水分を適宜制限します。

### 第4期：腎不全期

減塩食（1日6g未満）に加えて、低たんぱく食を実施します（1日体重1kgあたり0・6～0・8g）。薬物による血圧、血糖値のコントロールも引きつづき行われます。この時期の血糖コントロールの目的は、腎症の進行を防ぐというより、ほかの血管障害を起こさないようにするためです。さらに、むくみ、貧血、電解質の異常などに対する薬物療法も必要になります。水分制限が必要になる場合もあります。

### 第5期：透析療法期

血液透析、腹膜透析など、透析方法によって多少異なりますが、たんぱく質、食塩、カリウム、リンなど、さまざまな食事コントロールが必要です。水分も制限されます。透析療法では腎機能の一部しか代替できませんので、貧血などの薬物療法を行います。

## ■糖尿病性腎症の病期

| 病期 | 進行状況 | 主な治療法 |
|---|---|---|
| 第1期<br>（腎症前期） | • 糖尿病性腎症の潜在期ともいえる段階<br>• 微量アルブミン尿、たんぱく尿ともに陰性<br>• 糸球体の病変はなし、あるいは軽度で、腎機能検査による糸球体濾過量（GFR）も正常～高値<br>• 自覚症状は、なし | • 食事療法、運動量法、薬物療法で血糖コントロールを行う<br>• 血圧を下げるために降圧治療を行う<br>※高血圧があれば食塩制限を行う |
| 第2期<br>（早期腎症期） | • 潜在していた腎症があらわれはじめる段階<br>• 尿検査で微量アルブミン尿が検出される<br>• 腎機能検査による糸球体濾過量は正常、あるいはときに高値<br>• 自覚症状は、なし | • 厳格な血糖コントロールを行う<br>• 血圧を下げるために降圧治療を行う<br>※高血圧があれば食塩制限を行う |
| 第3期<br>（顕性腎症期） | • 腎臓の障害がはっきりあらわれる<br>• 尿検査で顕性アルブミン尿、あるいは持続性たんぱく尿が検出される<br>• 腎機能検査による糸球体濾過量は正常～低下<br>• 血圧が上昇する<br>• 自覚症状があらわれる（手足のむくみ、疲れやすさなど） | · 厳格な血糖コントロールを行う<br>· 降圧療法を行う<br>※食塩制限、たんぱく質制限を行う<br>※必要があれば水分制限を行う |
| 第4期<br>（腎不全期） | • 腎臓の機能がほとんど失われた段階<br>• 尿検査でたんぱく尿が持続的に検出される<br>• 腎機能検査による糸球体濾過量がいちじるしく低下する<br>• 血液中に老廃物がたまる<br>• 血圧が上昇する<br>• 心不全、肺水腫、脳障害、尿毒症などを起こす可能性が高まる<br>• 自覚症状は、全身のむくみ、貧血、倦怠感、疲労感、顔色の悪さ、手足のしびれ、動悸、息切れなど | • 血糖コントロールを行う<br>• 降圧治療を行う<br>• 透析療法の導入を検討する<br>※低たんぱく食を実施する<br>※食塩、カリウムの制限を行う<br>※必要があれば水分制限を行う |
| 第5期<br>（透析療法期） | • 透析療法を行わないと生命を維持することができない段階 | • 週3回の血液透析あるいは腹膜透析などの方法で、血液から余分な水分と老廃物を除く治療を行う<br>• 血糖コントロール、降圧治療<br>※食塩、カリウム、リン、水分の制限を行う |

# 慢性糸球体腎炎（慢性腎炎）

**Point**
- 無治療では、10～20年以上の経過で少しずつ進行することが多い
- 慢性糸球体腎炎は、透析原因の第2位
- 慢性糸球体腎炎の中でもっとも多いのはＩｇＡ腎症

## 糸球体の障害が徐々に進行する

腎臓の糸球体《しきゅうたい》が慢性的に障害される病気が、慢性糸球体腎炎です。慢性腎炎とも呼ばれます。

糸球体には毛細血管が集合していますが、その毛細血管を支えるための組織（メサンギウム細胞）が増殖して発症することが多く、糸球体の働きが低下します。このほか、毛細血管が障害されるケースもあり、障害される部位によって病気の種類が異なってきます。

慢性糸球体腎炎には、いくつかの種類があります。一般的には10～20年以上の経過のうちに少しずつ進行することが多いのですが、中には急速に腎不全に移行するケースもあります。

## 治療法に進歩はあるがいまだ透析原因の第2位

透析療法に至る原因の第1位は糖尿病性腎症ですが（43・2％）、第2位は慢性糸球体腎炎です（16・6％）。２０１０年に首位の座が入れかわるまでは、腎不全へと進行する患者さんがもっとも多い病気でした。

現在では、健康診断や集団検尿などによって偶然に発見されることが多くなりました。このように偶然に発見される血尿やたんぱく尿を、「チャンス血尿」「チャンスたんぱく尿」などと呼ぶこともあります。まったくといってよいほど自覚症状を感じることなく進行する病気ですから、もし尿検査で異常が発見された場合は、このチャンスをどうか逃さずに生かしてください。

慢性糸球体腎炎は、次のように定義されています。

①たんぱく尿、血尿、高血圧などの症状が長期間（1年以上）つづくもの。

②急性糸球体腎炎が発症したあと、1年以上にわたってたんぱく尿、血尿、高血圧などがつづくもの。

①の場合は、いつ発症したのか明らかではありません。健診で発見されるケースがほとんどです。また、ほかの病気で受診した際に行った尿検査で、偶然に発見される場合もあります。②は、急性から慢性へと移行したケースです。

慢性糸球体腎炎は、腎機能が徐々に低下していく病気ですが、同じような経過をたどる腎炎を総称して「**慢性腎炎症候群**」という呼び方をすることもあります。

## もっとも多いのはIgA腎症

障害される腎臓の部分により、慢性糸球体腎炎はいくつかのタイプに分類することができます。代表的な慢性糸球体腎炎には、次のようなものがあります。

### ●IgA腎症

糸球体の毛細血管を支えるメサンギウム細胞にIgA《アイジーエー》という抗体が沈着して増殖し、腎機能が低下します。慢性糸球体腎炎の40%以上を占め、軽いものもありますが、中には腎不全に至るものもあります。詳しくは50ページ参照。

### ●膜性腎症

糸球体の毛細血管の壁（基底膜《きていまく》）が分厚くなり、多量のたんぱく尿があらわれますが、血尿はほとんど見られません。高齢者に多く、成人のネフローゼ症候群の原因の一つになります。

原因は不明なものも多いのですが、B型肝炎ウイルス、悪性腫瘍、膠原《こうげん》病《びょう》などによって引き起こされるこ

MEMO

### 急速進行性糸球体腎炎症候群

たんぱく尿、血尿、乏《ぼう》尿などの症状が見られ、数週間から数カ月で急速に腎機能が低下し、腎不全に至ります。多くは全身的血管炎にともなって起こりますが、感染症や膠原病が引き金になることもあります。初期には、疲労感、脱力、貧血、食欲不振などの自覚症状があり、進行すると尿量が急激に減り、浮腫《ふしゅ》をはじめとする全身の尿毒症《にょうどくしょう》症状もあらわれてきます。

10歳代から高齢者まですべての年代で発症が見られますが、最近では60歳以上の患者さんで、血管炎によるものが目立っています。透析療法に移行するケースが多いのですが、早急な治療で回復するケースも増えています。

## ■急性糸球体腎炎

急性糸球体腎炎は、一般的には急性腎炎とも呼ばれています。小児（3～10歳）に多く発症しますが、成人にも起こります。

急性扁桃《へんとう》炎や急性咽頭《いんとう》炎（一般的なカゼ）が治ったあと、1～2週間の潜伏《せんぷく》期を経て発症します。血尿、むくみ、高血圧、たんぱく尿などの症状があらわれ、微熱や全身のだるさをともなうこともあります。中には、尿の量が減ったり、むくみのために呼吸困難を起こすケースもあります。

主な原因となるのは、A群β《ベータ》溶連菌《ようれんきん》という細菌の感染です。細菌に感染すると体内に病原体と闘うための抗体《こうたい》ができるのですが、この抗体と病原菌が結合したものが腎臓の糸球体に沈着し、炎症が生じます。

一般的に、急性糸球体腎炎は、治る腎臓病です。ほとんどの場合、1～2カ月の入院、あるいは自宅療養で後遺症を残すことなく治癒《ちゆ》します。必要に応じて抗生物質を服用し、血圧が高い場合は利《り》尿《にょう》薬を用います。むくみが強い場合は塩分と水分の制限を行い、場合によってはたんぱく質の制限を行います。

小児の場合、治癒率は約85％です。予《よ》後《ご》も良好です。これに対して成人の治癒率は50～70％程度と、小児にくらべて低くなります。ときには重症化するケースも見られます。また、症状が慢性化し、慢性糸球体腎炎に移行するケースも30％程度あります。

急性糸球体腎炎は、生活環境の改善や治療法の進歩などによって、減少傾向にあります。また、感染したとしても、多くが早期に治るようになっています。しかし、急性糸球体腎炎と診断された場合は、とにかく無理は禁物です。無理をすることで慢性化することもありますので、完全に回復するまでゆっくりと静養してください。

ともあります。

### ●微小《びしょう》変化型

光学顕微鏡で調べても糸球体に異常がないのにネフローゼ症候群を示すタイプ、毛細血管の壁に障害が起きるタイプなどがあります。たんぱく尿が出現し、急速に低たんぱく血症が進行します。

### ●巣状《そうじょう》糸球体硬化《こうか》症

ほとんどの糸球体は正常ですが、一部の糸球体に硬化が生じます。多量のたんぱく尿があらわれ、ネフローゼ症候群を示すことが多い病気です。腎機能の低下がゆっくりと進み、透析療法が必要になるケースもあります。

### ●膜性増殖性糸球体腎炎

膜性《まくせい》腎症と、メサンギウム細胞が増殖するタイプの糸球体腎炎を合わせたような状態を呈します。多量のたんぱく尿と血尿があらわれ、腎機能が徐々に低下して慢性腎不全に至

■慢性糸球体腎炎の悪化因子

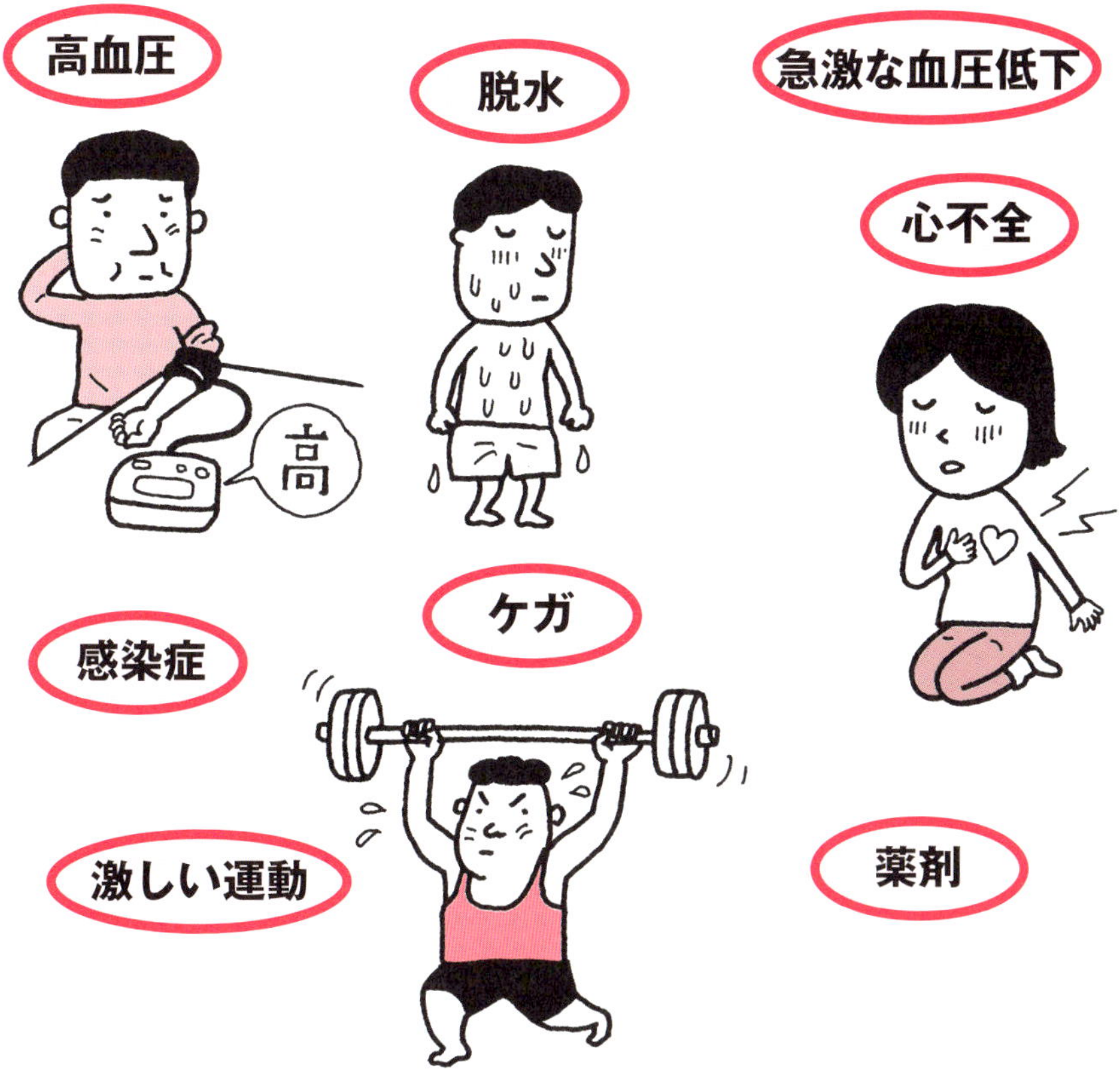


るケースも多く見られます。しかし、最近では早期診断・早期治療により、回復する例も増えています。

子どもに多い病気です。

## 腎臓に負担をかけない食生活で進行を止める

慢性糸球体腎炎の治療は、病期に応じた食事療法と薬物療法が基本になります。生活習慣の見直しをはかることで、進行を抑えたり、遅らせたりすることが可能です。

また、すでに進行している場合でも、腎不全に至らないようにするために日常生活の管理は重要です。特に、高齢になってくると進行が速くなりますので、十分に気をつけてください。

定期的に検査を受け、医師のアドバイスを参考にしながら、仕事や運動量などの生活管理を行っていきましょう。

# IgA腎症

Point
●免疫の異常で、糸球体の一部が増殖して起こる
●たんぱく尿と血尿が、よく見られる症状
●半数は治療の必要がなく、半数は腎機能が低下する

## 日本人に多い病気で免疫の異常が原因

慢性糸球体腎炎（慢性腎炎）を引き起こす原因の中でもっとも多いのがIgA《アイジーエー》腎症です。**アジアの民族に多い病気**で、日本人にも多く見られます。現在、日本人の慢性糸球体腎炎の約40％をIgA腎症が占めています。

発症には、人種、環境、遺伝因子、食べものなどが関係しているのではないかと考えられていますが、現段階では原因は不明です。慢性扁桃炎《へんとう》が何らかの影響をおよぼしているとの見方もあります。

この病気は、糸球体のメサンギウム細胞にIgAという免疫《めんえき》グロブリンが沈着《ちんちゃく》することで発症します。同じく免疫をつかさどる補体《ほたい》という物質の沈着も見られます。

ほとんどの場合、無症状で進行しますが、これらのたんぱく質がメサンギウム細胞に多く沈着してくると、血尿やたんぱく尿があらわれてきます。また、カゼをひいたあと、突然、真っ赤な血尿や腰痛があらわれることもあります。

進行すると、増殖したメサンギウム細胞が糸球体の毛細血管を押しつぶすようになり、腎臓の濾過《ろか》機能が低下してきます。

## 約50％の人は治療の必要なし

長期的に見ると、IgA腎症を発症した人のうち約50％は、無症候性たんぱく尿・血尿症候群であるとされています。これは、たんぱく尿や血尿などが1年以上つづいているにもかかわらず、腎機能が低下しない状態のことです。基礎疾患がなけれ

ば積極的な治療の必要はありませんが、定期的に検査をつづけることになります。

一方、残りの約50％の人は、たんぱく尿の量が増えるのにともなって、腎機能の低下が認められるようになります。そして、そのうちの半数は腎機能の低下が進み、やがて末期腎不全に至るケースが多いことがわかっています。

特に、**尿たんぱくの量が多いケース、高血圧を合併しているケースなどは、腎機能の低下が生じやすくなります。**

## ステロイドの投与で症状が軽くなる

IgA腎症の確定診断には腎臓の生検《せいけん》（86ページ参照）が不可欠です。血圧、たんぱく尿の量、腎臓の機能検査なども行い、その後の治療方針を決定します。

腎生検により、腎臓の組織の障害が軽症の場合は、抗血小板薬の投与を行います。これは、糸球体の毛細血管の中で血液が固まることを防ぐためです。血液が固まると毛細血管内の血流が悪くなり、腎機能は急激に低下してしまいます。

一方、中等度から重度に障害されている場合は、副腎皮質《ふくじんひしつ》ステロイドのパルス療法、扁桃腺《へんとうせん》の摘出《てきしゅつ》手術などを行うこともあります。扁桃腺の摘出手術を行うことで尿たんぱくが少なくなるケースもあります。

高血圧は腎機能の低下を促進する危険因子ですから、血圧が高い場合は薬による治療を行います。よく用いられるのは、アンジオテンシン変換酵素阻害薬（ACE阻害薬）やアンジオテンシンⅡ受容体拮抗薬（ARB）、カルシウム拮抗薬などです。これらの薬には、腎臓の保護作用も認められています。

MEMO

### 免疫グロブリン

免疫グロブリンは、病原微生物が体内に侵入した際、それに対抗するためにつくられる特殊構造のたんぱく質です。ウイルス、細菌、カビ、微生物、花粉《かふん》など侵入してきた物質を「抗原《こうげん》」、対抗する物質を「抗《こう》体《たい》」といいます。

免疫グロブリンには、IgA、IgD、IgE、IgG、IgMの5種類があり、それぞれ異なった役割をはたしています。IgA腎症の原因となるIgAは血液や唾液《だえき》、鼻汁、腸管などに含まれており、粘膜の保護に働きます。

なお、補体というたんぱく質も、同じく免疫にかかわる働きをしています。血液に含まれています。

# ネフローゼ症候群

**Point**
- ●多量のたんぱく尿が出る病気
- ●低アルブミン血症、むくみ、脂質異常症が起こる
- ●腎機能が低下して腎不全になるケースもある

## 共通する症状は多量のたんぱく尿

ネフローゼ症候群は、糸球体の異常により、「**多量のたんぱく尿**」という共通の症状で発症する病気です。

健康な人の糸球体の毛細血管は、壁がフィルターの役割をはたしていますので、大きな分子のたんぱく質は通過できません。ところが、毛細血管のフィルターの目が粗《あら》くなったり、たんぱく質の漏出《ろうしゅつ》防止機能が減少すると、たんぱく質も水分といっしょに押し出されてしまいます。この結果、生じるのがたんぱく尿です。

尿の中に多量のたんぱくが出てくるようになると、血液中のたんぱく質が減少してきます。この状態を低たんぱく血症といいます。低たんぱく血症にともなって、むくみも出現してきます。また、血液中の脂質《ししつ》の異常も生じてきます。

## 尿の異常やむくみは典型的な自覚症状

ネフローゼ症候群の典型的な症状は、高度のたんぱく尿、低たんぱく血症、むくみ、脂質異常症です。

### ●高度のたんぱく尿

健康な場合でもごく微量のたんぱくは尿の中に出ています（１日に１５０㎎程度）が、ネフローゼ症候群では多量のたんぱくが尿中に出現します。成人の場合、１日に３・５ｇ以上のたんぱくが尿中に持続的に出ていることが、ネフローゼ症候群の重要な診断基準の一つです。多量のたんぱくが尿に出ると、排尿のときに泡《あわ》がたくさんできて、なかなか消えません。「尿の色がそれまでとちがう」と感じることもあります。

## ■ネフローゼ症候群の自覚症状

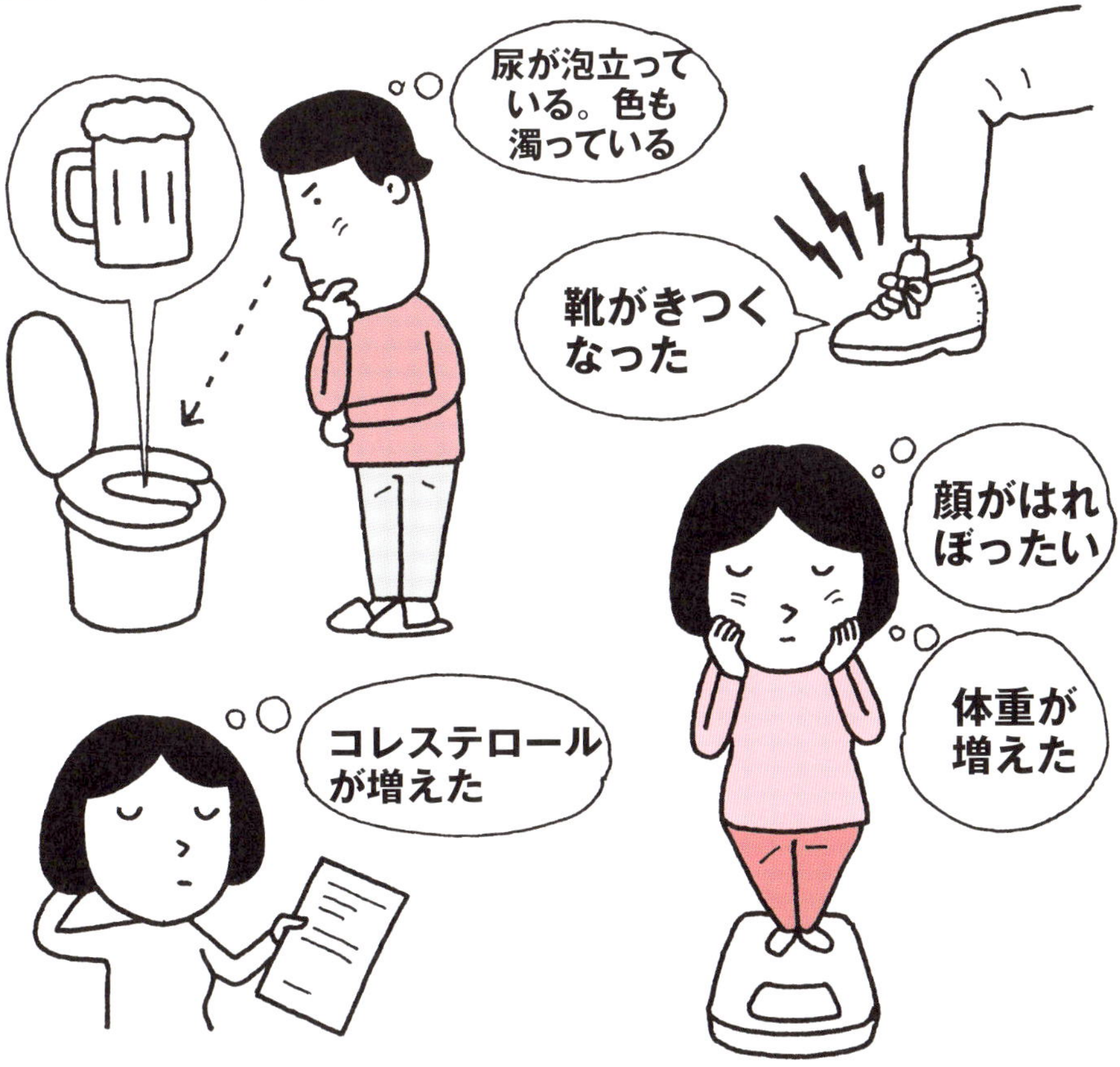
尿が泡立っている。色も濁っている
靴がきつくなった
顔がはれぼったい
体重が増えた
コレステロールが増えた

### ●低アルブミン血症

　ネフローゼ症候群では、多量のたんぱくが尿中にもれ出ますが、アルブミンはそのうちの約40％を占めます。そのため、低アルブミン血症（血清アルブミン値3・0g／日以下）もネフローゼ症候群の重要な診断基準の一つとなります。

### ●むくみ

　血液中のたんぱく質は、体内の水分を血管内に引き寄せる働きがあります。低たんぱく血症になると水分を引き寄せられなくなり、むくみが生じてきます。「朝起きたときに顔がはれぼったい」「まぶたがふくらんでいる」「靴がきつくなった」などと感じたら、むくみの可能性が高くなります。また、尿の量が減ることもあります。

### ●脂質異常症（高LDLコレステロール血症）

　低たんぱく血症がつづくと、血液

中のコレステロールや中性脂肪が増えてきます。これは、不足した分を補うために肝臓でつくり出されたたんぱく質が、脂質と結合した形で血液中に放出されるからです。

## 50歳以上に多いのは ゆっくり進行するタイプ

ネフローゼ症候群は、それ自体が一つの病気ではありません。原因となる病気には多くの種類があります。原発性《げんぱつ》（一次性）ネフローゼ症候群と続発性《ぞくはつ》（二次性）ネフローゼ症候群の2つに大きく分けられます。

原発性（一次性）ネフローゼ症候群は、腎臓の糸球体そのものに異常が生じることで症状があらわれます。もっとも頻度が高いのは**慢性糸球体腎炎**で、70～80%を占めます。

子どもに多いのが**微小変化型ネフローゼ症候群**で、成人の場合でも40%がこのタイプです。光学顕微鏡で調べてもほとんど異常が認められません。糸球体の毛細血管壁は陰性に荷電《かでん》しており、血液中のたんぱく質を漏出《ろうしゅつ》させないようにしていますが、この荷電が減少すると血液中のたんぱく質がもれ出てしまいます。

微小変化型では、強いむくみや尿量の減少が、「何月何日」とはっきりと特定できるほど突然あらわれます。吐き気、腹痛などをともなうこともあります。カゼに似た症状のあとに発症することもあります。治療は副腎皮質ステロイドを用います。治りやすいのですが、若い人の場合は再発しやすいという特徴があります。

一方、50歳代以上に多いのが、**膜《まく》性《せい》腎症**（47ページ参照）**によるネフローゼ症候群**です。成人の原発性ネフローゼ症候群の原因としてもっとも多く、ゆっくりと進行していきます。主症状はむくみのみで、腎機能の低下はほとんど認められません。悪性腫瘍やB型肝炎、関節リウマチに合併して発症することも多く見られます。

このほか、**巣《そう》状《じょう》糸球体硬《こう》化《か》症**（48ページ参照）、**膜性増殖性糸球体腎炎**（48ページ参照）などでも原発性ネフローゼ症候群を引き起こします。ともに腎機能が低下して腎不全に至る場合もありますが、特に膜性増殖性糸球体腎炎は有効な治療法がないため、透析療法を余儀なくされることがきわめて多い疾患です。

## 糖尿病や膠原病で ネフローゼが起きる

一方、続発性（二次性）ネフローゼ症候群は、ほかの病気がもともとあり、その影響が腎臓におよんで糸球体に異常が生じ、多量のたんぱく尿が出現します。

原因疾患としてもっとも多いのが**糖尿病性腎症**

（40ページ参照）です。血糖コントロールが良好に行われないと血管に障害が生じ、腎臓の糸球体にもダメージがおよんできます。腎不全に移行しやすい腎臓病です。

次に多いのが全身性エリテマトーデス（膠原《こうげん》病の一種）によって起きる**ループス腎炎**（58ページ参照）です。全身性エリテマトーデスの原因はいまだ不明です。

このほか、悪性腫瘍によって免疫機構の異常が起き、腎臓の糸球体に影響がおよんでネフローゼ症候群が出現することもあります。

また、メチシリン耐性黄色《たいせいおうしょく》ブドウ球菌（MRSA）による肺炎や敗《はい》血《けつ》症を起こすと、ネフローゼ症候群を発症することもあります。

## 減塩を厳守し薬物療法も行う

ネフローゼ症候群と診断された場合は、原則として入院します。安静にしているだけでたんぱく尿やむくみなどの症状が軽くなることもあります。

食事療法の基本は**減塩**です。尿の量やむくみ、血圧などによって塩分制限の限度は異なります。状態を見て、回復が進んでいるようなら、しだいに増やしていきます。たんぱく質や水分などの制限が行われることもあります。

治療に用いられる薬は、副腎皮質ステロイド、免疫抑制《めんえきよくせい》薬、利尿《りにょう》薬、血圧降下薬、抗血小板《こうけつしょうばん》薬など。血圧、たんぱく尿の量、むくみの強さなどに応じて、必要な薬を投与します。

ネフローゼ症候群の治療は、比較的長期にわたります。その間、カゼなどの感染症にかからないように注意することも重要です。

MEMO

### 副腎皮質ステロイド

ネフローゼ症候群の治療には、副腎皮質ステロイドが第1選択薬として用いられます。ステロイド薬には、糸球体の毛細血管からたんぱくがもれ出すのを防ぐ作用があるからです。また、ステロイド薬の有する抗免疫作用、抗炎症作用も、尿たんぱくの減少につながります。

ステロイド薬には、顔が丸くなる（ムーンフェイス）、にきびができやすくなる、毛深くなるなどの副作用がありますが、薬の減量によってしだいに消えていきます。なお、副作用をこわがるあまり勝手に服用をやめると副腎不全の重篤な症状が出ることもあります。また、再発をくり返し、薬の量を増やすことにつながりますので、これはやめましょう。

# 腎硬化症

**Point**

- 高血圧や加齢の影響で腎臓が萎縮し、かたくなってくる病気
- 原因は腎臓の細い血管の動脈硬化
- 高血圧の治療をしないと、腎機能が低下する

## 細い血管の動脈硬化で腎臓が萎縮し、かたくなる

**高血圧によって引き起こされる腎臓病**です。高血圧状態が長くつづくと、体の中でもっとも血管が多く集まっている腎臓は、動脈硬化が進みやすくなります。腎臓で起きる動脈硬化の特徴は太い血管ではなく細い血管で起きるということです。

腎臓には心臓から送り出される血液の20～25％が流れ込んでいますが、細い血管に硬化が起きると流れ込む量が減少し、結果的に腎臓が萎縮《いしゅく》してかたく小さくなっていきます。

腎臓に流れ込む血液が減少すると、糸球体《しきゅうたい》のそばにある組織からレニンというホルモンが分泌されます。**レニンには血圧を上昇させる働き**があり、これによってさらに血圧が上がり、腎臓の硬化が進むという悪循環におちいります。

## 良性の腎硬化症は進行を抑えられる

透析療法の原因となる腎臓病の第1位は糖尿病性腎症、第2位は慢性糸球体腎炎です。これについで多いのが腎硬化症で、社会の高齢化にともなって増加傾向が見られます。

腎硬化症には良性と悪性があります。良性腎硬化症は、健康診断などで中年以降に発見されることが多い病気です。原因がわからない高血圧（本態性《ほんたい》高血圧）が長い間つづいているというほかには自覚症状はまったくありません。加齢によっても腎硬化症が起きてきます。ときには、肩こり、頭痛、めまい、動悸《どうき》などで受診し、発見されることもあります。

軽度のたんぱく尿と腎機能の低下を指摘されることが多く、血尿はと

もないません。発見された段階で適切な治療を行えば、進行を抑制させることができます。

ただし、高血圧の治療をしないと腎臓の細動脈の動脈硬化が徐々に進行し、末期腎不全の原因となりますので、血圧のコントロールは重要です。血圧のコントロールが良好であれば、進行はゆるやかになります。

## 悪性の腎硬化症は緊急処置が必要

悪性腎硬化症は拡張期血圧（最小血圧）が130㎜Hg以上を示す悪性高血圧によって発症します。急激に血圧が上昇すると、短時間のうちに臓器に重い障害が起き、致命的な状態になります。腎臓にももちろん障害がおよび、腎機能が急激に低下して早急に透析療法が必要になることもあります。

診断のきっかけになるのは、激しい頭痛、耳鳴り、吐き気、意識障害、視力障害（眼底出血や網膜浮腫《もうまくふしゅ》）、けいれん、動悸、息切れ、尿量の低下、呼吸困難などの多彩な症状です。これらのすべての症状があらわれるわけではありませんが、急激に激しい症状があらわれます。

放置すると尿毒症や心不全、脳出血などによって生命にかかわりますので、緊急入院し、降圧薬などによる血圧コントロールを行います。

## 定期的に受診して血圧コントロールを

腎硬化症は高血圧によって引き起こされる病気ですから、治療の基本は血圧のコントロールです。食事、運動、生活療法などで、できるだけ血圧が上がらないような生活を心がけます。

必要に応じて降圧薬を服用します。高血圧の95%以上は、遺伝的な素因と生活環境によって発症するタイプの**本態性高血圧**です。塩分を控えてバランスのとれた食事を心がけ、肥満しないように適度な運動を行い、十分な睡眠をとり、禁煙・節酒を実行してください。定期的に受診し、血圧や腎機能の観察を行うことも大切です。

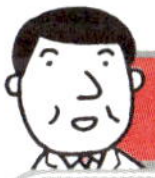

### ドクターアドバイス

**「家庭で血圧測定をしましょう」**

血圧コントロールには、家庭での血圧測定がとても有効です。一定の時間に、同じ条件ではかるのがポイント。朝起きたとき、あるいは夜寝る前と時間を決め、5分ぐらい間隔をあけて２～３回はかります。測定値をメモしておき、医師に見せましょう。

# ループス腎炎（SLE腎炎）

Point
- 免疫機構の異常で起きる膠原病が引き起こす病気
- すべての全身性エリテマトーデス（SLE）患者さんに腎炎が起きるわけではない
- 治療法の進歩で、予後は格段によくなっている

## 免疫機構の異常で自分の体を攻撃する

ループス腎炎は、膠原《こうげん》病の一種である**全身性エリテマトーデス**によって引き起こされる病気です。

膠原病は、本来であれば体内に侵入してきたウイルスや細菌などの病原菌に対して攻撃を行う免疫機構が、何らかの原因で自分自身の体を攻撃してしまうことによって起きる病気です。全身の結合組織に病変が生じ、障害された臓器にさまざまな症状があらわれます。

## 若い女性に多い病気でさまざまなタイプがある

膠原病にはいくつかの種類がありますが、中でももっとも発症する頻度が高いのが全身性エリテマトーデスです。この病気は10代後半から30歳ぐらいまでの若い女性に多く見られ、よくなったり悪くなったりをくり返しながら慢性的な経過をたどります。

貧血、血小板の減少、発熱、関節痛、脱毛、口内炎、けいれん、精神障害、心膜炎など全身に障害があらわれます。また、皮膚の紅斑《こうはん》、ひやけによるただれなど、皮膚障害も出現します。

特徴的なのは、患者さんの多くに腎臓の障害（ループス腎炎）があらわれることです。ほかの症状にくらべて腎炎の症状だけが目立つタイプもあれば、腎臓にはまったく異常がないというタイプもあります。

ループス腎炎の原因は、免疫機構の異常によって遺伝子の構成成分であるDNAに対する抗体ができ、糸球体に沈着して炎症を起こすのではないかと考えられています。多量の

たんぱく尿が出るために全身に強いむくみがあらわれ、ネフローゼ症候群を呈します。

自覚症状には個人差があり、ほとんど自覚症状がないケースもあれば、尿毒症の激しい症状があらわれるケースもあります。

また、治療により比較的すぐに症状がおさまる場合もあれば、再発をくり返す例もあり、さらには急激に腎機能が低下して透析療法が必要になる人もいます。

## 治療法の進歩により予後はいちじるしく改善

ループス腎炎の治療は、原因となっている全身性エリテマトーデスの治療を優先的に行いながら、腎機能の低下を抑《おさ》えるための治療を組み合わせます。

治療の中心は**副腎皮質ステロイド**です。ステロイド薬によって免疫の作用を抑制《よくせい》し、抗DNA抗体ができるのを抑えます。一般的に長期間にわたってステロイド薬を用い、症状が重いときには大量投与を行います（**パルス療法**）。症状が再発しないように最低限の量の薬を服用しつづけるケースもあります。

ステロイド薬だけではたんぱく尿が減らない場合、あるいは腎機能の低下が進行しつづける場合には、免疫抑制薬や抗血小板薬、抗凝固《こうぎょうこ》薬なども併用します。

一方、血液中から抗DNA抗体を除去する治療法もあります。透析療法と同じように機械を用いて血液から抗体を取り除きます。これを**血《けつ》漿《しょう》交換**といいます。

以前は腎不全や感染症などで予後《よご》が不良になる患者さんが多かったのですが、さまざまな治療法の進歩によって、現在では予後はいちじるしく改善されています。

MEMO

### ステロイド薬のパルス療法

パルスは、振動、波動などを意味する言葉です。期間を決めてステロイド薬を集中的に投与し、その後に薬の投与を休止します。このように投与と休止の期間を周期的にくり返すことから、パルス療法と呼ばれています。

全身性エリテマトーデス、ネフローゼ症候群、関節リウマチ、川崎病などの治療に用いられ、3日間程度ステロイド薬を多量に点滴《てんてき》投与し、治療効果を確かめながら1～3週間ごとにくり返します。

治療効果が上がった場合は、通常の飲み薬に切りかえます。

# 慢性尿細管間質性腎炎

**Point**
- 尿細管は、尿の元(原尿)から必要なものを再吸収する
- 間質や尿細管に異常が起きると、再吸収ができない
- 原因は慢性の細菌感染、薬物、少量の重金属の長期摂取などさまざま

## 自覚症状なしに慢性的に進行する

尿《にょう》細《さい》管《かん》と尿細管をつなぐ間質《かんしつ》という部分に生じる腎臓病です。以前は間質のみの病気と考えられていましたが、現在では尿細管にも影響がおよぶことがわかっています。

　尿細管は糸球体で濾過《ろか》された尿の元《もと》（原尿《げんにょう》）から、体にとって必要な水分や電解質などを再吸収するための長い管です。尿細管と間質に変《へん》性《せい》、壊死《えし》、炎症などが生じ、慢性的に経過します。自覚症状はほとんどありません。

## たんぱく尿や血尿は見られないことが多い

　慢性尿細管間質性腎炎の原因は、**慢性腎盂《じんう》腎炎**（64ページ参照）による感染症がもっとも多く、鎮痛《ちんつう》薬の多量服用や長期服用などで発症するケースもあります。また、少量の重金属を長期間にわたって摂取することで発症することもあります。

　この病気の特徴は、たんぱく尿や血尿など尿の異常が見られることが少ない点です。血液検査を実施すると血清クレアチニンや尿《にょう》素《そ》窒素《ちっそ》など腎障害に特有の検査値の上昇は認められますが、ほかに異常はないというケースもあります。

　しかし、尿細管や間質の炎症が進んでくると、物質の再吸収に支障をきたすようになり、ブドウ糖、アミノ酸、低分子のたんぱくなどが尿の中に排泄《はいせつ》されるようになってきます。**特別な治療法はなく**、もともとの病気の治療を行いながら、腎機能の低下を抑制します。しかし、ほとんどの場合、ゆっくりと進行して慢性腎不全に至ります。

## ■尿細管の役割

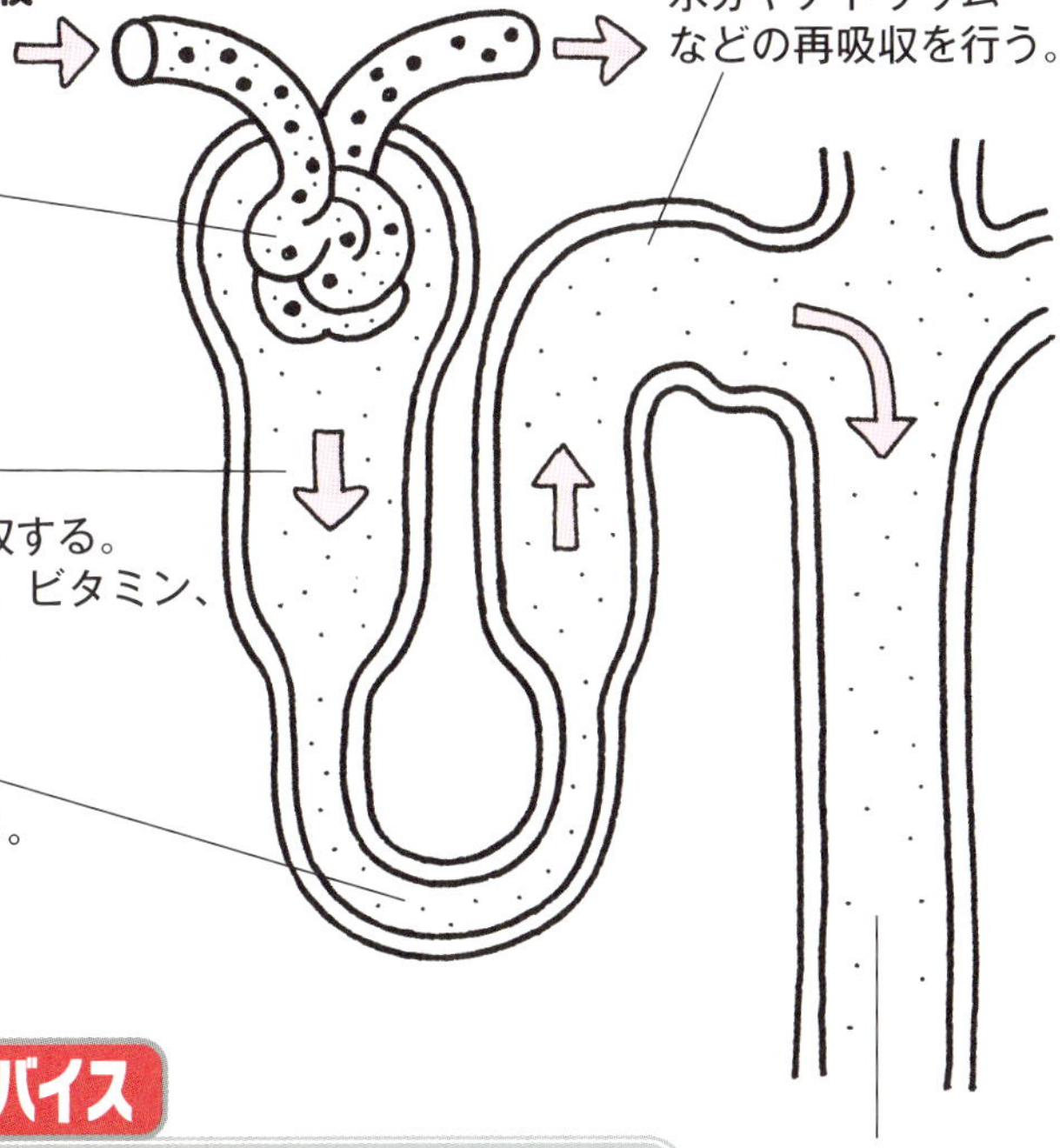
血液
糸球体
老廃物を水分といっしょに尿細管へ送り込む（原尿）。血球、たんぱく質などの大きな分子量の物質は血液中に残る。
近位尿細管
原尿の 70％を再吸収する。ブドウ糖、アミノ酸、ビタミン、電解質も再吸収する。
ヘンレ係蹄《けいてい》
水分の再吸収を行う。
遠位尿細管
水分やナトリウムなどの再吸収を行う。
集合管
尿として排泄されるのは、原尿の約 1％。

### ドクターアドバイス

**「この病気では、大事なものまで排泄されてしまいます」**

尿細管は、必要なものを吸収し、不必要なものを排泄する仕事を部位ごとに分担して行っています。尿細管に障害が起きると、体にとって必要なものまで排泄されてしまいます。

**MEMO**

### 急性尿細管間質性腎炎

ペニシリン系、セファロスポリン系などの抗菌薬や非ステロイド性消炎鎮痛薬（NSAIDs《エヌセイズ》）などの使用で発症することが多い急性の腎臓病です。膠原《こうげん》病や急性腎盂腎炎によって発症することもあります。

尿細管と間質に急性の炎症が生じ、発熱、皮疹《ひしん》、関節痛などの自覚症状があらわれます。腎臓が大きくはれて背中や腰に痛みが起きることもあります。また、尿の量が少なくなる傾向があります。

原因を取り除き、感染症の治療を行うことで、腎機能が改善することが多いのですが、重症例では一時的に透析療法が必要になることもあります。

# 多発性嚢胞腎

Point
- 両側の腎臓に、液体のたまった袋が無数にできる
- 袋がしだいに大きくなり、腎機能が低下する
- 高血圧では進行が速くなる

## 30歳ぐらいまでに発症し約半数が腎不全に

糖尿病性腎症、慢性糸球体《しきゅうたい》腎炎、腎硬化症についで透析療法の原因として多いのが多発性嚢胞腎《たはっせいのうほうじん》です。遺伝性の腎臓病で、両方の腎臓に液体がたまった袋（嚢胞）が無数にできます。嚢胞が大きくなると腎臓の組織が圧迫され、しだいに濾過《ろか》能力が衰えて腎機能が低下し、やがて腎不全に至ります。

**遺伝子の異常で発症する**ことがわかっており、人口10万人あたり15〜25人程度発症します。幼児期までに発症するタイプと、成人になってから発症するタイプがあります。

幼児期に発症するタイプでは、大半が1年以内に腎不全に至ります。成人以降に発症するタイプでは、通常30歳ぐらいまでに発症し、高齢になるころには約半数が腎不全におちいります。

## 腎臓にできた嚢胞がしだいに大きくなる

嚢胞が小さいうちは、ほとんど自覚症状があらわれません。やがて、腰痛、血尿、高血圧などが出現し、腎盂腎炎《じんうじんえん》や尿路結石《にょうろけっせき》、尿路感染などを併発しやすくなります。

長い時間をかけて嚢胞が大きくなっていき、手でおなかをさわると腎臓の存在がはっきりとわかるようになります。このような状態になると、腎機能はしだいに低下していきます。

嚢胞は腎臓だけでなく、肝臓、膵《すい》臓《ぞう》、卵巣《らんそう》、精巣《せいそう》などの臓器にも発生するため、影響は全身におよびます。脳動脈瘤《りゅう》や心臓の弁の異常などを合併することも多く、腎臓内科だけでなく総合的な治療が必要になるこ

とがあります。

## 血圧コントロールで進行を遅らせる

多発性嚢胞腎は遺伝性の病気ですから、両親や兄弟にこの病気の患者さんがいる場合は注意が必要です。自覚症状がなくても、定期的に腎臓の検査を受けるようにしましょう。

診断の決め手になるのは、超音波検査、CT検査、MRI検査などの画像検査です。良性の腎嚢胞という病気もありますので、血液検査や尿検査に加えて、遺伝子の検査を行うこともあります。

現段階では、多発性嚢胞腎を完治させる治療法はありません。できるだけ進行をゆっくりとさせ、腎不全に至る時期を遅らせることが主流になります。バソプレシン受容体拮抗薬は、進行を約65%のスピードに抑制できます。また、血圧のコントロールを行い、感染症になった場合には早期に抗生物質による治療を行います。食事療法や生活管理を行い、腎臓への負担を軽くすることも重要です。

### ■多発性嚢胞腎の主な症状

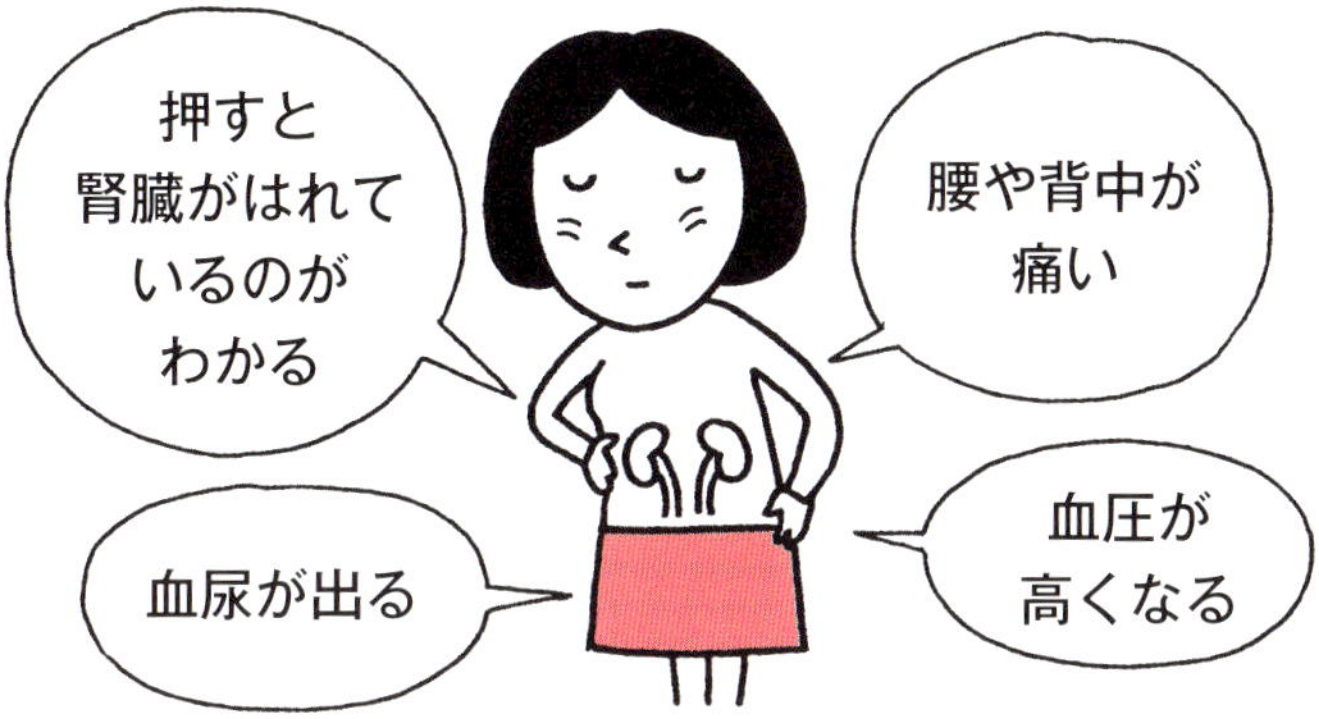
押すと腎臓がはれているのがわかる
腰や背中が痛い
血尿が出る
血圧が高くなる

**MEMO**

### 良性疾患である腎嚢胞

多発性嚢胞腎と腎嚢胞……まぎらわしい病名です。一見、同じように見えますが、多発性嚢胞腎が左右両方の腎臓に液体で満たされた袋状のもの（嚢胞）が多数できるのに対し、腎嚢胞は腎臓に同じような嚢胞ができる病気ですが、嚢胞の数は1個と限らず、数個の場合もあります。単純性腎嚢胞と呼ばれます。

腎嚢胞があってもほとんどは無症状です。大きくなると、腹痛や血尿などがあらわれることがありますが、これによって腎機能の低下が起きることはまれです。したがって、特に治療の必要はありません。

腎がんが腎嚢胞に合併したり、腎がんとまぎらわしいケースもあり、その場合はMRIや造影検査で診断します。

# 慢性腎盂腎炎

Point
- 尿が集まる腎盂と腎実質に炎症が起きる
- 原因の多くは、尿道から侵入した大腸菌
- 慢性化すると腎機能が落ちることがある

## 尿道から逆行した細菌で腎盂に炎症が起きる

慢性腎盂《じんう》腎炎は、透析療法の原因疾患の中で5番目に多い病気です。腎盂というのは、腎実質《じんじつしつ》（糸球体《しきゅうたい》と尿細管）でつくられた尿が集まる漏斗《ろうと》状の部分のことです。

ほとんどの場合、尿道→膀胱《ぼうこう》→尿管→腎盂という順で細菌が逆行し、腎盂に炎症が起きます。この炎症は腎実質にまでおよんできます。原因となる細菌は**大腸菌が多い**のですが、ほかの菌によることもまれではありません。このほか、リンパ管や血液を介して感染することもあります。

## 急性の腎盂腎炎が慢性化することもある

慢性腎盂腎炎は、ほとんど自覚症状なしに進行するケースもあれば、急性の腎盂腎炎が慢性化するケースもあります。自覚症状がある場合でも、悪寒《おかん》や発熱などカゼの症状と似ているため、腎臓の病気と気づかずにこじらせてしまう場合もありますので、注意が必要です。

急性の腎盂腎炎では急に高熱が出て、感染を起こした側の背中や腰を押すと痛みがありますが、慢性では発熱がない場合が多く、痛みの部位がはっきりしません。また、感染が長期間におよぶので、熱が上がったり下がったりすることもあります。

慢性腎盂腎炎は、尿路閉塞《へいそく》、腎臓結石《けっせき》、膀胱から尿管への尿の逆流などの基礎疾患がある人に発症しやすい病気です。結核、真菌《しんきん》の感染などで起きることもあります。

腎盂腎炎の検査で重要なのは**尿検査**です。腎臓に感染が生じていると、尿に白血球がまじって濁《にご》ったように

見えます（膿尿《のうにょう》）。尿の顕微鏡検査をすると、白血球が一定数以上認められます。尿検査をすることで、腎盂腎炎を引き起こした原因菌を見きわめることもできます。

## 結石や前立腺肥大で炎症が起きることも

炎症が長くつづくと腎機能が低下してしまいますので、早期に抗生物質による治療を行います。安静、保温、水分補給なども必要です。大きな結石のように炎症を慢性化させる原因がある場合は、除去します。

また、男性の場合、前立腺《ぜんりつせん》の肥大が原因になっていることもありますので、この場合は薬物治療や前立腺除去の手術を行います。

### ■腎盂腎炎の起こり方

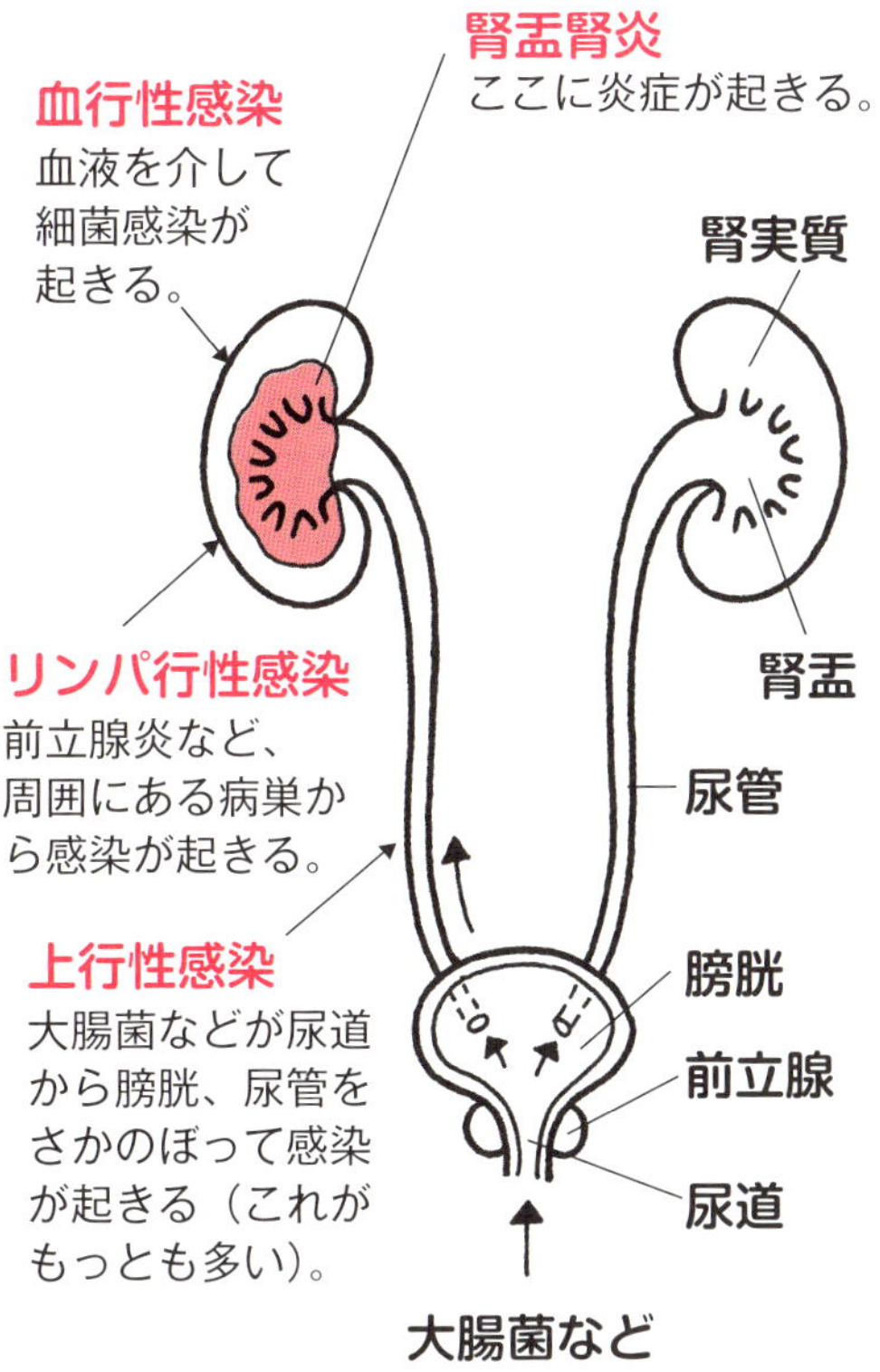
腎盂腎炎
ここに炎症が起きる。
血行性感染
血液を介して細菌感染が起きる。
腎実質
腎盂
リンパ行性感染
前立腺炎など、周囲にある病巣から感染が起きる。
尿管
上行性感染
大腸菌などが尿道から膀胱、尿管をさかのぼって感染が起きる（これがもっとも多い）。
膀胱
前立腺
尿道
大腸菌など

**MEMO**

### 急性腎盂腎炎は完全に治そう

急性腎盂腎炎は、悪寒をともなう高熱で急激に発症します。冷や汗が出たり、ガタガタとふるえるような様子がある場合は、単なるカゼではなく、この病気が疑われます。

また、脇腹（肋骨《ろっこつ》の下あたり）をたたくと痛みを感じることも多いものです。急性腎盂腎炎はどちらか片方の腎臓だけに起きることが多いので、左右の脇腹をたたいてみましょう。

尿検査では、白血球の数とともに原因菌の検出も行いますので、尿をとる際には出はじめのものをすて、中間尿を採取するようにします。

急性腎盂腎炎と診断されたら、慢性化しないように完全に治すようにしましょう。

# 慢性腎不全

**Point**
- 自覚症状がないまま、腎機能の低下が進む
- 腎機能の低下が進むと、さまざまな症状が出てくる
- 透析を遅らせるために、食事療法と薬物療法を実施する

## 腎不全といえば慢性腎不全のこと

腎不全《じんふぜん》には急激に腎機能が低下する急性腎不全（急性腎障害）と、徐々に腎機能が低下する慢性腎不全がありますが、一般的に「腎不全」といえば慢性腎不全を意味します。

長い年月をかけて慢性の腎臓病が進行し、腎臓がになっている役割をはたせなくなった状態が慢性腎不全です。原因となるのは、糖尿病性腎症、慢性糸球体腎炎、腎硬化症、多《た》発性嚢胞腎《はっせいのうほうじん》、ループス腎炎、慢性腎盂腎炎など。急性腎不全が長引き、慢性腎不全に移行するケースもあります。最近では、糖尿病性腎症による腎不全が急増しています。

慢性的に進行するタイプの腎臓病は、自覚症状がほとんどないまま腎機能が低下していきます。**腎臓の濾《ろ》過《か》能力が正常の30％以下に低下**すると、体内環境を一定に保つことができにくくなります。この状態が慢性腎不全です。

慢性腎不全になると、腎機能が元に戻ることはありません。腎機能が健康な状態の5％以下くらいに低下すると、透析療法が必要になってきます。

## 腎機能の低下とともに重大な症状が出現する

腎臓の濾過能力が30％以下に低下してくると、それまでは感じなかった症状がいろいろとあらわれてくることが多くなります。よく見られるのが、むくみ、疲労感、食欲不振、貧血、皮膚のかゆみ、高血圧、尿量の異常などです。

腎機能が低下しても健康なときと同様に尿量は保たれます。やがて、

■尿毒症の症状

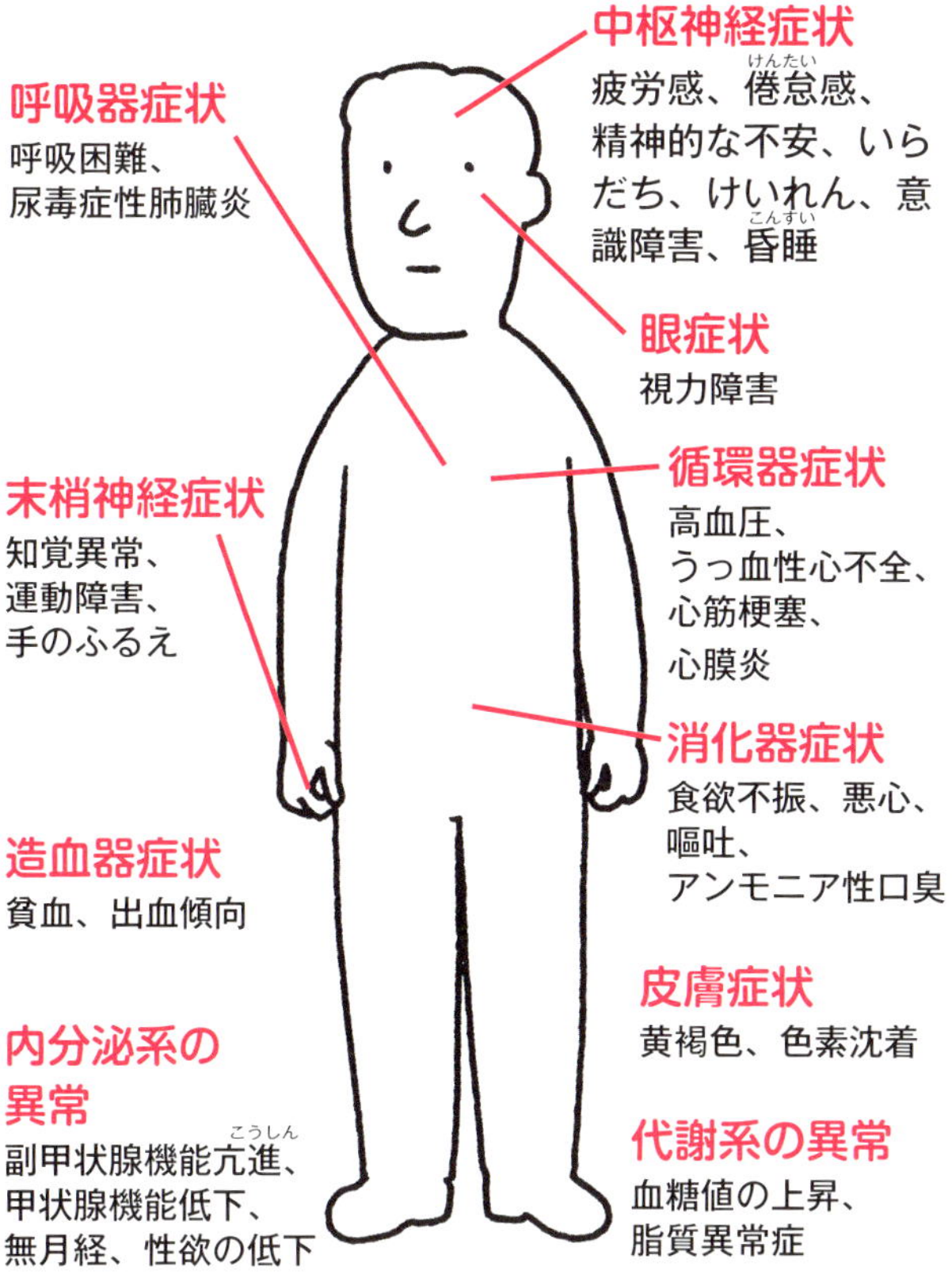


夜間の尿量が増え、さらに腎機能の低下が進むと昼夜を問わず尿量が減少してきます。

手足や顔のむくみも目立ってきて、体重の増加や血圧の上昇が見られるようになってきます。むくみは内臓でも進み、息切れや呼吸困難も生じてきます。むくみによる心不全、肺《はい》水腫《すいしゅ》などは、致命的な病気です。また、カリウムが体内にたまることで不整脈も生じてきます。

腎機能の低下が進み、濾過能力が10％以下になると**尿毒症**《にょうどく》の症状があらわれてきます。尿毒症は、排泄されるべき老廃物が体にたまることによってもたらされる状態のことです。放置すると、生命にかかわりますので、透析療法が必要になります。

## 蓄尿検査と血液検査で腎臓の機能を判定する

腎不全の診断には、血液中のクレアチニン濃度(血清《けっせい》クレアチニン値)の測定が不可欠です。腎機能が低下すると血液中のクレアチニン量が増加してきます。

ただし、クレアチニン値と腎機能の程度が一致しない時期もありますので、正確にはクレアチニン・クリアランス（80ページ参照）という検査を行います。

クレアチニン・クリアランスを測定することで、尿の中の老廃物であるクレアチニンを除去する糸球体の能力が正確にわかります。

## 透析を遅らせるために食事と薬で治療を行う

腎不全では、腎機能がさらに低下しないようにするための治療が主流になります。できるだけ透析療法を遅らせるために、食事療法で腎臓の負担を軽くし、薬物療法で腎臓がはたせなくなった役割を補います。

食事療法は、腎機能に応じてたんぱく質や食塩の摂取を制限します。ただし、摂取エネルギー量が減ると体力低下や筋肉減少が起きるので、エネルギー不足は禁物です。

腎機能の低下がさらに進行すると、水分、リン、カリウムなどの制限が必要になります。詳しくは102ページを参照してください。

薬物療法は、血圧のコントロールが基本です。食事療法だけで血圧コントロールが良好に行えない場合は、降圧薬を服用します。また、食塩のナトリウムが体にたまると高血圧やむくみの原因になりますので、ナトリウムを尿に排泄しやすくするために利尿《りにょう》薬を用いることもあります。

このほか、尿酸《にょうさん》の増加を抑制するための尿酸生成阻害薬、リンの増加を抑制するためのリン吸着薬、貧血の改善に有効なエリスロポエチン製剤など、状態に応じて処方されます。糖尿病性腎症では、それまで経《けい》口《こう》糖尿病薬を服用していた場合は、インスリン、あるいはほかの薬剤への切りかえが必要なこともあります。

慢性腎不全になると**免疫力が低下**し、感染症にかかりやすくなります。感染症になると腎機能の低下に拍車がかかりますので、日常生活に注意して予防に努めます。もしカゼをひいた場合は、早めに治療を行いましょう。市販薬を用いず、必ず主治医に相談してください。

MEMO

### 急性腎不全（急性腎障害）

さまざまな原因で腎機能の低下が急激に起こり、発症から数日〜十数日で尿毒症にまで至ります。

脱水《だっすい》や大出血、心筋梗塞などにより腎臓に流れ込む血液量が減ることによって起きる「腎前性《じんぜんせい》腎不全」、腎臓自体の障害や薬剤などによって起きる「腎性急性腎不全」、前立腺肥大や尿路結石、がんなどによる尿路の障害で起きる「腎後性《じんこうせい》急性腎不全」に分けられます。また、多くの臓器が働かなくなる多臓器不全《たぞうきふぜん》によって腎不全が起きることもあります。

一刻も早く尿毒症症状を正常化することが治療の基本です。原因によって異なりますが、多くの場合、治療によって腎機能は回復します。

# 第4章

# 早期発見するために必要な検査

# 「問診」で医師に伝えたい内容

Point
- ●健診で異常が見つかったら、必ず再検査を受ける
- ●受診するときは、健診結果の用紙やお薬手帳を持参する
- ●まごつかないように、症状などのメモを持参する

## 「自覚症状なし」は安心材料にはならない

腎臓病には、はっきりとした自覚症状がないものがたくさんあります。また、何らかの自覚症状があったとしても、腎臓病特有のものはそれほど多くはありません。そのため、なかなか受診に結びつかないのが現状です。

健康診断などでたんぱく尿や血尿などが陽性と判断された場合には、ぜひ再検査を受けてください。何度も触れていますが、腎臓病は発見が早ければ、それだけ回復する率が高くなるのです。

## 質問に答えられるように前もってメモしておく

さまざまな検査に先立って行われるのが、医師による**問診**《もんしん》です。これは病気の種類や程度を見きわめるための大切な診察ですから、前もって頭の中を整理しておきましょう。箇条書きに記したメモを持参するのもよい方法です。

また、健康診断の結果を記した用紙、現在服用している薬、お薬手帳などを持参すると、より正確な診断に結びつきます。

問診のときに、医師が知りたいのは次のようなことです。

●「受診した理由は?」

健康診断で異常がわかった、自覚症状がある……など、診察を受けることになった理由を告げましょう。健康診断で尿や腎機能の異常を指摘された場合は、いつから指摘されていたのか、わかっている範囲内で伝えます。これは、その腎臓病が発症してからどれぐらいたつのかを知る目安になります。

●「自覚症状はありますか？　あれば、それはいつごろからですか？」

むくみ、尿の異常などがある場合は、いつごろ気づいたのかを告げます。直接、腎臓には関係ないと思われるようなことも、念のために伝えたほうがよいでしょう。

●「家族に腎臓病の人はいますか？」

遺伝性の腎臓病の可能性があるかどうか知るために医師が聞く質問です。遺伝性ではないものの、家族内で多発するタイプの病気もあります。

●「ほかにかかっている病気は？」

現在だけでなく、過去にかかった病気も伝えましょう。高血圧、糖尿病などは腎臓病の原因になります。現在、かかっている病気があれば、いつごろから、どのような治療を受けているのか、要領よく伝えます。

●「現在、服用している薬は？」

薬によって起きる腎障害もあります。また、腎機能が低下していると体内の薬の成分濃度が上昇して、さらに腎臓を悪くすることもあります。

## 腎臓病では血圧測定が欠かせない

腎臓病と血圧とは深い関連があります。高血圧は腎機能を低下させる要因になりますし、腎機能の低下が進むと血圧がさらに高くなります。

診察時には必ず血圧の測定を行いますが、緊張のためにいつもより高くなることも多いものです。白衣《はくい》を見ると緊張するということから、「**白衣高血圧**」ともいわれます。自宅で血圧をはかる習慣がある場合は、大体の数値を伝えると、診断の目安になります。

腎臓病では体重測定も重要です。肥満は腎臓病の悪化原因となります。また、腎臓病でむくみが出るときは、体内に水分と塩分がたまった状態なので、その分体重が増加します。

**MEMO**

### お薬手帳は「病気の履歴書」のようなもの

処方されている薬の種類、量、回数などを記すことを目的につくられた手帳を「お薬手帳」といいます。この手帳を有効活用すると、安全に薬を使用することができます。

複数の病院で治療を受けているようなケースでは、ほかの病院で処方されている薬がわからないと、同じ成分の薬が重なってしまうことがあります。その結果、効果が強くなりすぎたり、逆に効果が弱まったり、併用すると副作用があらわれたりするなど、さまざまな弊害《へいがい》が生じる危険性があります。また、以前に服用して副作用が起きた薬がわかっていれば、同じことをくり返さずにすみます。診察を受ける際には、必ず持参しましょう。

# 「尿検査」はもっとも基本的な検査

Point
●たんぱく尿が陽性の場合は、腎臓病の可能性が高い
●尿潜血反応が陽性の場合は、何らかの異常の可能性がある
●尿糖が出ている場合は要注意

## 尿検査のポイントは中間の尿を採取すること

ほとんどの腎臓病は、尿検査を行うと何らかの異常があらわれます。尿検査は、腎臓病診断のためのもっとも基本的な検査です。

一般的には、受診したときに尿検査を行いますが、検査の目的によっては起床後に最初に出る尿を調べることもあります。また、必要に応じて、24時間分の尿をためておき、検査をすることがあります。

一般的な尿検査で注意することは、**中間の尿を採取**することです。出はじめの尿には尿道の細菌がまじっているので、これを洗い流したあとの尿をコップに受けます。

## たんぱく尿検査には2種類の検査がある

尿の中にどれぐらいの量のたんぱくが含まれているかを調べる検査です。健康な人でも微量のたんぱくが尿の中に排泄《はいせつ》されていますが、その量が一定を超えると、たんぱく尿と判定されます。検査方法には、定性《ていせい》検査と定量《ていりょう》検査があります。

### ●定性検査

試験紙を用いて判定がなされます。検尿コップに採取した尿に試験紙を浸《ひた》し、色の変化を見ます。尿中のたんぱくが30㎎/dLを超えると陽性と判定され、検査結果には+、++、+++というように記されます。

わが国で使用されている試験紙は、±で15㎎/dL、+で30㎎/dL、++で100㎎/dL、+++で300㎎/dLに相当するたんぱく尿をあらわしています。

ただし、一時的にあらわれる生理的なたんぱく尿もありますので、結

果が陽性だったとしても、必ずしも腎臓の障害とは限りません。

一方、尿検査を行うたびに陽性の反応が出る場合は、定量検査を行います。

### ●定量検査

1日分の尿にどれぐらいのたんぱくが含まれているのか分析測定します。24時間にわたって尿をためるので、**蓄尿《ちくにょう》検査**とも呼ばれます。

一般的なたんぱく尿検査（定性検査）では尿中のたんぱくの量はわかりませんが、蓄尿検査では正確にたんぱく量を知ることができます。1日の尿たんぱく量が150mg／dL以上ある場合は、腎臓に異常があると考えられます。蓄尿検査では、腎機能や栄養素（食塩やたんぱく質）の摂取量もわかります。

糖尿病や高血圧などがある場合は、一般的な尿検査に加えて微量アルブミン尿の検査も行います。一般的な尿検査では、尿の中にかなりのたんぱくが排泄されないと検出されませんが、微量アルブミン尿検査ではその名の通り微量のたんぱくでも検出できます。この検査を行うことで、糖尿病や高血圧が原因となって起きる糖尿病性腎症や腎硬化症の早期発見が可能になります。

## 肉眼ではわからない血尿も尿潜血検査でわかる

尿の中に血液（赤血球）が含まれているかどうかを調べる検査です。一般的には**血尿《けつにょう》**と呼ばれています。

血尿には、肉眼ではっきりわかるもの（**肉眼的血尿**）と、顕微鏡で調べなければわからないもの（**顕微鏡的血尿**）があります。肉眼ではわからない血尿でも、尿の中に試験紙を浸して色の変化を見れば、陰性か陽性かが判別できます。検査の結果が陽性であっても、必ずしも腎臓病と

MEMO

### 家庭での定量検査（蓄尿検査）のやり方

一般的なたんぱく尿検査（定性検査）で一定以上の尿たんぱくが認められる場合に行われるのが定量検査（蓄尿検査）です。自宅で蓄尿するように指示された場合は、1日分の尿が入る大きさのボトルを用意します。病院でボトルを渡されることもあります。

起床後の最初の尿（前の日の夜からたまった尿）はすて、翌日の起床後の最初の尿まで、24時間分をすべて蓄尿ボトルにためます。1回ごとの排尿を目盛りつきのコップで受け、排尿時間と量も記録します。

病院には、すべての尿を持参する必要はありません。よくかきまぜた尿を病院で渡された小さな容器に入れ、尿の量、回数などを記したメモといっしょに持参します。

は限りません。健康な人でも、一時的に血尿が出ることがあります。

　腎臓病の多くは顕微鏡的血尿ですが、急性糸球体《しきゅうたい》腎炎、急速進行性糸球体腎炎、慢性糸球体腎炎（IgA《アイジーエー》腎症）などでは、肉眼的血尿があらわれることがあります。

## 尿沈渣《ちんさ》では尿中の細胞成分の変化がわかる

　新鮮な尿を遠心分離機にかけ、沈《ちん》殿《でん》した細胞や固形物を顕微鏡で調べる検査です。尿潜血の検査で偽《ぎ》陽性や陽性が出た場合、あるいはたんぱく尿検査で陽性が出た場合など、尿成分を詳しく調べるために行います。

　健康な人の尿には、赤血球や白血球、上皮《じょうひ》細胞、円柱《えんちゅう》、結晶成分などはほとんど検出されません。ところが、腎臓から尿道までのどこかに異常があると、これらの物質の量が増えてきます。

　ただし、健康な場合でも体調や薬剤の使用などで一時的に赤血球や白血球が増えることもありますので、正確な診断のために複数回の検査を行うこともあります。

　赤血球が増加している場合は、血尿が陽性であることが確定されます。白血球が増えている場合は、腎盂《じんう》腎炎や膀胱《ぼうこう》炎などの尿路《にょうろ》感染症の疑いが強くなります。上皮細胞が増えている場合は、尿路感染症や悪性腫瘍、白血病などが疑われます。円柱（特に顆粒《かりゅう》円柱）が増えている場合は、糸球体腎炎や糖尿病性腎症、腎硬化症のような糸球体の異常が疑われます。結晶成分が増えている場合は、腎結石《じんけっせき》や痛風《つうふう》などが考えられます。

## 尿糖が陽性の場合は糖尿病が疑われる

　尿の中に含まれるブドウ糖の量を調べる検査です。健康であれば、血糖値がもっとも高くなる食後でも、尿にブドウ糖が排泄されることはありません。たとえ糸球体でブドウ糖が濾過《ろか》されたとしても、尿細管《にょうさいかん》で再吸収されて血液に戻るようになっているからです。

　しかし、血糖値が160〜180mg／dL以上になると、尿細管でブドウ糖を再吸収できなくなり、尿中にもれ出してきます。これを尿糖《にょうとう》といいます。

　尿糖の検査は、試験紙を尿に浸《ひた》して判定を行います。陰性（－）の場合は、異常なしと判定されます。偽陽性（±）あるいは陽性（＋）の場合は、血液を採取して血糖値の検査を行います。

　この検査で陽性の場合、もっとも疑われるのは糖尿病です。尿検査で糖尿病を早期診断するには、食後3時間の尿を採取することが必要です。空腹時での尿では正しく診断するこ

## ■血糖値と尿糖の関係

**糖尿病型**
空腹時血糖値が126mg／dL以上の人たち。食後はもちろん空腹時の血糖値も高く、糖尿病が強く疑われます。血糖コントロールを行わないと、腎症が発症する危険性があります。

**境界型**
空腹時の血糖値が110～125mg／dLの人たち。正常でもなく、かといって糖尿病ともいえないグレーゾーンです。そのままの生活をつづけていると、糖尿病になる危険性があります。

**正常型**
ここ数年の間は、糖尿病が発症する可能性が低い人たち。空腹時の血糖値が110mg／dL未満。

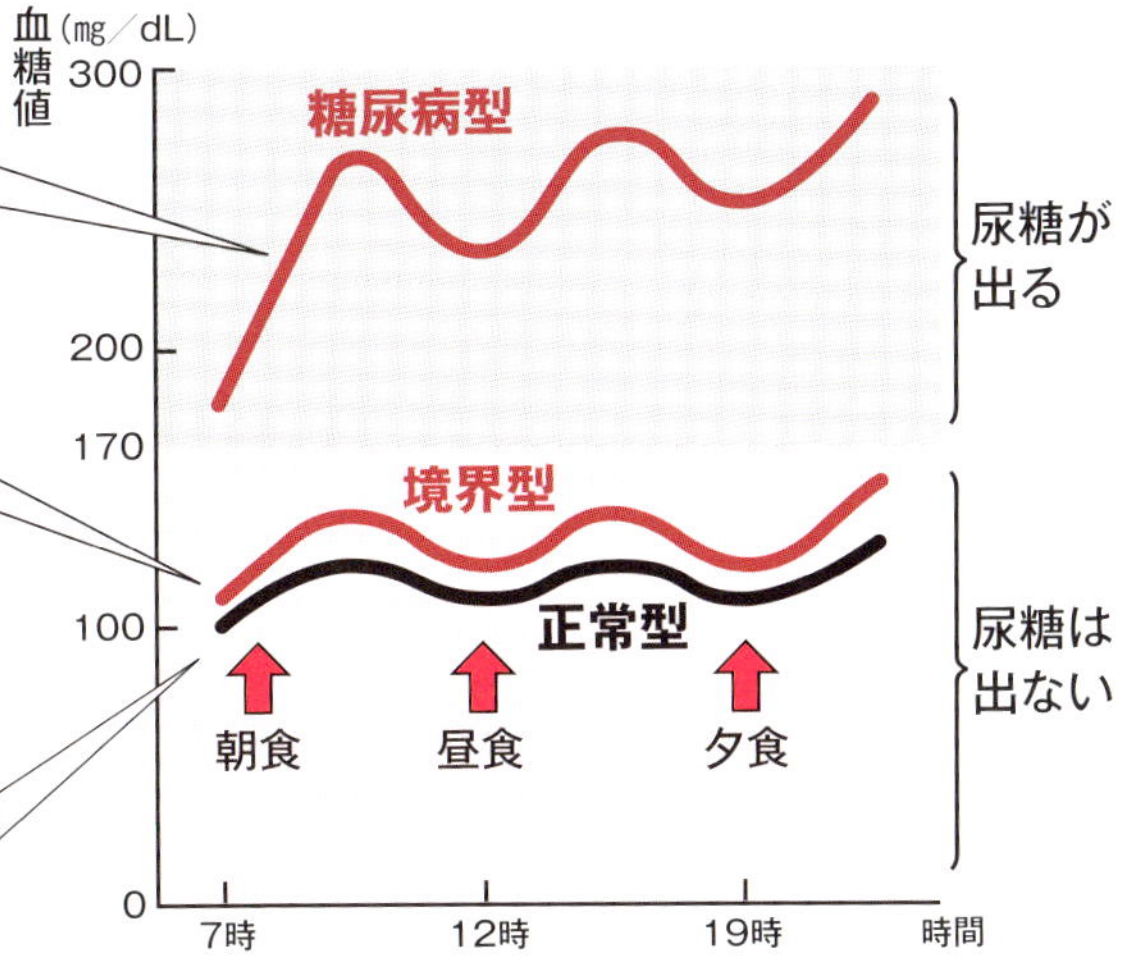


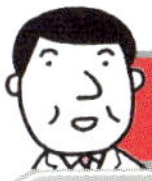

### ドクターアドバイス

**「腎臓病の予防には、血糖値の検査も重要です」**
健診で行う血糖値検査は、空腹時に行います。食事をするとだれでも血糖値は一時的に上昇しますが、健康であればインスリンというホルモンの作用で血糖値はすばやく下がります。しかし、中には、空腹時の血糖値は低くても、食後の血糖値が糖尿病なみに急上昇するタイプの人もいます。こういうタイプは、空腹時の血糖検査では異常が発見できません。隠れ高血糖、隠れ糖尿病は、ブドウ糖負荷試験という検査でしか発見できません。

とができません。

なお、血糖値が正常なのに尿糖が出るケースもあります。これを**腎性《じんせい》糖尿**といいます。病気ではありませんが、定期的に検査を受ける必要があります。

## pH検査でわかるのは尿の酸性・アルカリ性

pH（ペーハー）は、水素イオン濃度の略称です。尿は腎臓の働きによってpH6前後の弱酸性に保たれていますが、腎機能に異常が生じると酸とアルカリのバランスが乱れてきます。

尿が酸性に傾くとpH値が低くなり、アルカリ性に傾くとpH値が高くなります。

高尿酸《こうにょうさん》血症（痛風）では尿が酸性に傾くと、尿酸の結晶化によって腎臓結石を起こしやすくなります。

# 「血液検査」では、腎臓病の性質がわかる

**Point**
- 血液を採取し、血球の量や含まれる成分を調べる
- 腎臓が老廃物を濾過できる能力が推測できる
- 免疫の異常で起きる腎臓病の診断に役立つ

## 尿検査で異常があれば血液検査を行う

血液検査は、尿検査で腎臓に異常が生じている可能性が高い場合に行われる検査です。問診や診察によって何らかの腎臓の異常が疑われる場合は、尿検査と同時に行うこともあります。

腎臓では、体内をめぐってきた血液から老廃物《ろうはいぶつ》などの不要物を取り除く作業を行っています。つまり、血液をきれいにして、成分を一定に保っているのです。血液中の成分の量を調べることによって、腎機能の程度が推測できます。

血液検査には、血球成分を調べる「末梢血《まっしょうけつ》検査」、血液中に含まれる血球以外の成分を調べる「生化学《せいかがく》検査」、血液中の抗体《こうたい》などを調べる「免疫《めんえき》学的検査」、ホルモンを調べる「内分泌学的検査」などがあります。

## 末梢血検査は貧血の程度を調べる検査

赤血球、白血球、血小板《けつしょうばん》などの数を調べます。それぞれの増減によって、腎臓の状態がわかります。

**●赤血球数、血色素（ヘモグロビン）量、ヘマトクリット**

これらは、貧血の程度を調べるための検査です。腎機能が低下すると、赤血球数、血色素《けつしきそ》、ヘマトクリットの検査値がすべて低下します。

## 生化学検査では濾過能力などがわかる

採取した血液を遠心分離機にかけると、液体成分（血清《けっせい》）と有形成分（血球）に分かれます。この検査では、血清にどのような物質がどれぐらい含まれているか化学的に分析します。

血清の約90％は水分ですが、残りの10％にはたんぱく質、糖質、脂質《ししつ》、酵素《こうそ》、ホルモン、電解質《でんかいしつ》などさまざまな物質が含まれています。これらの物質を調べることで、内臓の異常をチェックすることができます。

腎臓病が疑われる場合に行われるのは次のような検査です。

### ●血清クレアチニン

クレアチニンは、筋肉運動のエネルギー源となるクレアチンが代謝《たいしゃ》されたあとの老廃物です。腎臓の糸球《しきゅう》体《たい》で濾過《ろか》され、尿の中に排泄されます。排泄される量には個人差があり、筋肉量が多い人は尿中の量も多くなります。

腎臓の濾過機能が正常な場合は、血液中のクレアチニンはそれほど多くありません。ところが、腎臓の濾過機能が50％以下になると、尿の中に排泄されにくくなり、血液中にクレアチニンがたくさん残されることになります。

この検査は、腎臓の濾過能力を把握する目安になります。ただし、筋肉量が多いと腎機能に異常がなくても高い値を示すことがありますし、逆に高齢者や筋肉量の少ない人の場合は腎機能に異常があっても正常範囲内の値しか示さない場合もあります。

### ●血清尿素窒素（BUN）

尿素窒素《にょうそちっそ》は、体内で使われたたんぱく質の老廃物です。血液によって腎臓に運ばれ、糸球体で濾過されて

## ■末梢血検査の基準値

| | |
|---|---|
| 赤血球数 | 380～550万／mm³ |
| 血色素 | 12～15g／dL |
| ヘマトクリット | 35～50% |

**MEMO**

### 赤血球数、血色素、ヘマトクリット

赤血球は骨髄でつくられ、約120日で寿命を終えます。赤血球の数が減る原因には、鉄分の不足、ビタミンB12の不足などがありますが、腎機能の低下もその一因。腎機能が低下すると、造血《ぞうけつ》ホルモン（エリスロポエチン）の産生《さんせい》が少なくなり、赤血球数が減少します。透析療法では、貧血予防のためにエリスロポエチンの投与を行います。

この赤血球成分の大部分を占めるのが血色素（ヘモグロビン）です。ヘモグロビンは酸素を運ぶ役割をになっていますので、この量が減ると臓器に悪影響がおよびます。

ヘマトクリットは、一定量の血液中に含まれる赤血球の割合のことです。この検査値が低いということは、血液が薄いことを意味します。

尿の中に排泄されます。しかし、腎機能が低下すると尿の中に排泄されにくくなり、血液中の尿素窒素の量が増えてきます。

高たんぱく食では数値が上昇します。また、下痢《げり》や嘔吐《おうと》、消化管出血などで値が上昇するケースもあります。軽度の腎機能低下では異常値を示しませんので、この検査だけで腎機能の程度を判定することはできません。

### ●尿酸

たんぱく質の一種であるプリン体が代謝されることによって生じる老廃物です。プリン体が多く含まれている食品を多食すると血液中の尿《にょう》酸《さん》が多くなりますが、腎機能が低下して排泄に障害が生じることでも尿酸値は上昇します。

血液中の尿酸値が高くなると急性の関節炎（痛風）を起こしやすくなり、腎臓にも障害が起きてきます。

### ●血清総たんぱく・血清アルブミン

血清総たんぱくは、アルブミンやグロブリンなど血液中に含まれるたんぱくの総称です。

ネフローゼ症候群のように大量のたんぱくが尿に持続的に排泄されてしまう疾患では、血液中のたんぱく量が減少してきます。特にアルブミンの排泄が多くなると低アルブミン血症をきたし、むくみの原因になります。

### ●血清コレステロール

ネフローゼ症候群では、総コレステロールや中性脂肪が増加し、脂質異常症を呈します。脂質異常症は、血液中のコレステロールや中性脂肪などの脂質が増えすぎる病気で、動脈硬化の原因となります。動脈硬化が進むと、腎機能に悪影響をおよぼします。

### ●電解質

腎機能に関係が深い電解質《でんかいしつ》は、ナトリウム、カリウム、カルシウム、リンなどです。

腎機能が低下すると高血圧やむくみが生じますが、これは腎臓でナトリウム量の調節ができなくなるためです。

食塩をとりすぎるとナトリウムが蓄積してむくみが生じ、少なすぎると脱水症になります。

一方、腎機能の低下でカリウムの排出ができなくなると高カリウム血症になり、足のしびれ、筋力の低下などの原因になります。この状態がさらに進行すると、危険な不整脈《ふせいみゃく》を引き起こします。

腎不全では、カルシウムの腸からの吸収が低下し、血液内のカルシウム濃度が低下してきます。低カルシウム血症では、足がつりやすくなることがあります。

リンは、腎不全では尿への排泄が低下するため、血液中の量が増加し

## ■生化学検査の基準値

※Eq（イクイバレント）は液体1㎥中の膠質《こうしつ》（液体中に微粒子が分散した状態）の濃度をはかる単位

| | | | |
|---|---|---|---|
| 血清クレアチニン | 0.5 ～ 1.2mg ／ dL | 中性脂肪 | 30 ～ 150mg ／ dL |
| 血清尿素窒素 | 5 ～ 20mg ／ dL | 血清ナトリウム | 134 ～ 143mEq ／ L |
| 尿酸 | 2.4 ～ 7.0mg ／ dL | 血清クロール | 99 ～ 107mEq ／ L |
| 血清総たんぱく | 6.7 ～ 8.0g ／ dL | 血清カリウム | 3.2 ～ 4.5mEq ／ L |
| 血清アルブミン | 3.6 ～ 5.0g ／ dL | 血清カルシウム | 8 ～ 9mg ／ dL |
| 血清総コレステロール | 130 ～ 220mg ／ dL | 血清リン | 2.5 ～ 4.3 mg Eq ／ dL |

ます。

### ●シスタチンC

シスタチンCは、体内のあらゆる有核細胞から常に一定の割合で産生されています。血中に分泌されたシスタチンCは、糸球体で濾過されて尿中へ排泄されますが、糸球体に障害があると血中濃度が上昇します。早期の腎機能マーカーとして有用です。

### ●血液検査からの腎機能推定

血清クレアチニン、あるいは血清シスタチンC濃度から、腎機能を推定糸球体濾過量（eGFR）として大まかに推定することができます。現在、ほとんどの病院では、計算式がコンピュータに組み込まれており、血液検査と同時に結果が表示されます。

ただし、あくまでも血液検査からの推定なので、誤差が大きく出てしまう人もいます。

## 免疫学的検査では免疫関連の腎臓病がわかる

血液中の抗体《こうたい》や補体《ほたい》などを調べる検査です。一例をあげると、免疫グロブリンの検査では、IgA《アイジーエー》腎症では増加が、ネフローゼ症候群では低下が多く見られます。血清補体価《けっせいほたいか》という検査では、急性糸球体腎炎や一部の慢性糸球体腎炎、ループス腎炎などで低い値を示します。

## ホルモン検査では高血圧の原因がわかる

腎臓からは血圧を上昇させるレニン、アルドステロンなどのホルモンが分泌されています。これらのホルモンの活性や量を調べることで、高血圧の原因の診断に役立ちます。また、透析《とうせき》療法を実施している場合には、副甲状腺《ふくこうじょうせん》ホルモンの検査で骨の病気の早期発見ができます。

# 「腎機能検査」は腎臓の精密検査

**Point**
- 腎機能をさらに詳しく調べる検査
- 糸球体が濾過できる血液の量を調べる
- 尿細管が再吸収できる能力を調べる

## 糸球体や尿細管をさらに詳しく調べる

厳密には、尿検査も血液検査も腎機能検査の一種ですが、腎臓の糸球体や尿細管の状態をさらに詳しく調べる検査のことを腎機能検査と呼ぶことが多いようです。

簡単にいうと、糸球体がどの程度の血液を濾過《ろか》できるのか、尿細管《にょうさいかん》がどの程度の水分を再吸収することができるのか……などを調べます。

腎機能検査には、クレアチニン・クリアランス、フィッシュバーグ尿濃縮試験、ＰＳＰ排泄試験などがあります。

## 血液浄化能力を調べるクレアチニン・クリアランス

クレアチニンは筋肉活動の老廃物、クリアランスは「除去する」「一掃《いっそう》する」などの意味を持つ言葉です。この検査は、腎臓の糸球体が老廃物などを取り除く力がどれぐらいあるのかを調べるものです。

腎機能を大まかに判定する検査としては、血清クレアチニンの検査が用いられますが、この検査は腎機能の低下が軽度のうちは異常を示さないことが多いという特徴があります。そこで、現在では腎機能の評価にはクレアチニン・クリアランスが用いられています。

クレアチニン・クリアランスは、1分間に腎臓から排出されるクレアチニンを含む血漿《けっしょう》の量のことです。腎機能が正常であれば、きれいにできる血漿の量が多くなるので、クレアチニン・クリアランスの値は大きくなります。一方、腎機能が低下してくるときれいにできる血漿の量が少なくなり、クレアチニン・クリア

■クレアチニン・クリアランスとは……

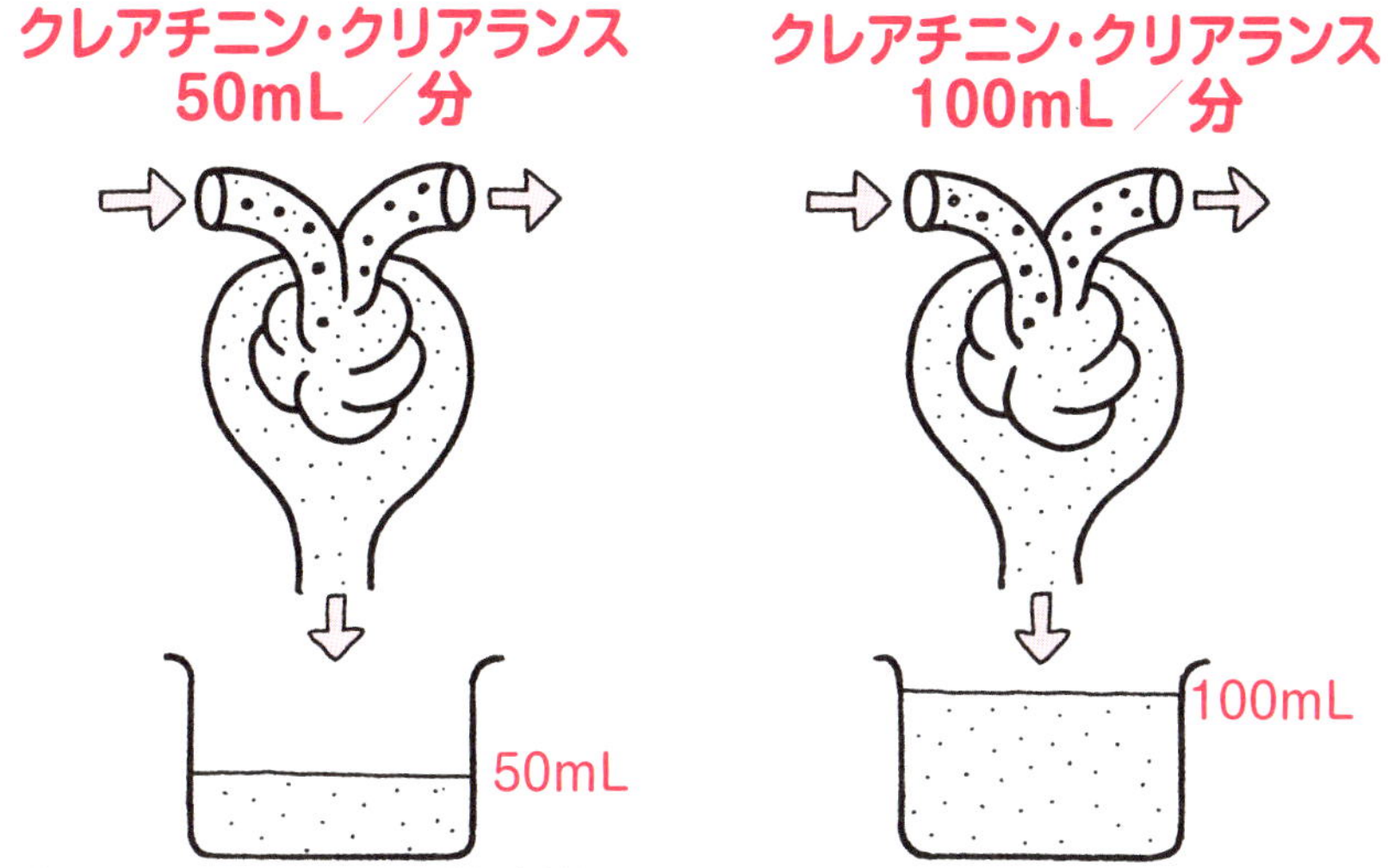


1分間に、クレアチニン（老廃物）を含む50mLの血漿をきれいにする。

1分間に、クレアチニン（老廃物）を含む100mLの血漿をきれいにする。

**ドクターアドバイス**

**「クレアチニン・クリアランスは、腎臓の仕事量のことです」**

クレアチニン・クリアランスが50mL／分ということは、簡単にいうと、1分間に50の仕事しかできないということです。一方、クレアチニン・クリアランスが100mL／分ということは、1分間に100の仕事ができるということです。

ランスの値は小さくなります。

正確に検査するには、1日に排泄される尿を集め、そこに含まれるクレアチニンの量を測定します。これを、尿量、血清クレアチニンなどとともに計算式にあてはめて算出します。これを**24時間法**といいます。

## 必要に応じて尿細管の機能を調べる

尿細管の機能を調べる検査には、フィッシュバーグ尿濃縮試験やPSP排泄試験などがありますが、最近ではあまり行われなくなっています。フィッシュバーグ尿濃縮試験では前の夜から水分をとらずに、朝起床時から1時間おきに採尿し、尿細管が尿を濃縮する能力を調べます。PSP排泄試験では、人体に無害の色素を静脈注射し、この色素が尿の中に排出される割合を調べます。

# 腎臓の形や内部がわかる「画像検査」

**Point**

- 得たい情報によって、行う検査は異なる
- 最初に実施するのは、簡単にできる超音波検査
- 血管の様子がわかる検査もある

## 腎臓の大きさや形を調べる検査

画像《がぞう》検査では、腎臓の大きさ、形態、内部の様子などがわかります。末期腎不全になると腎臓に萎縮《いしゅく》が起きてきますが、画像検査を行うことで容易に確認することができます。そのほか、腫瘍や結石《けっせき》、嚢胞《のうほう》などの診断ができます。

画像検査には、超音波検査、CT検査、MRI検査、単純X線撮影、腎血管造影などさまざまな検査があり、それぞれの検査から得られる情報にはちがいがあります。必要に応じて、いくつかの検査を組み合わせて行うこともあります。

## 体に負担のかからない超音波（エコー）検査

画像検査が必要であると判断された場合、いちばん先に行うことが多いのが超音波検査（エコー検査）です。腹部に超音波をあて、臓器などにあたって戻ってくる反射波を画像としてとらえます。

実際の検査方法は次の通りです。上半身の衣服を脱いでベッドに横たわり、腹部や背部に薄くゼリーを塗ります。その上にプローブと呼ばれる超音波発振器をあて、腎臓を描出します。短時間で行える上に、患者さんにとってまったく痛みもなく、**負担の軽い検査**です。

腫瘍、多発性嚢胞腎《たはっせいのうほうじん》、腎嚢胞、結石などの診断に効果を上げていますが、腎炎のように腎臓の形態に変化が起きない疾患の診断には役立ちません。

## 短時間で腎臓の詳細がわかるCT検査

体の周囲からぐるりとX線を照射し、コンピューターで画像を写し出します。最近では、帯状のX線照射機をらせん状に回転させるマルチスライスCTが普及しており、短時間で詳細なデータが得られるようになりました。

この検査は、超音波検査で腎臓に嚢胞や腫瘍、結石などが発見された場合に行います。

必要に応じて、血管内に造影剤を静脈注射しながら行うこともあり、腎臓の血管の様子を知ることができます。

## 腎臓から膀胱までを撮影する単純X線撮影

腹部をX線で撮影します。超音波検査と同様に、腎臓の基本的な画像検査としてよく行われています。この検査では、腎臓から膀胱《ぼうこう》に至るまでの臓器を撮影します。腎臓結石・尿路結石などの診断に役立ちます。

## 造影剤を静脈注射して行う経静脈的腎盂造影

造影剤を腕の静脈から注射し、造影剤が腎臓にまで至るのを待って、連続的にX線撮影を行います。腎臓の大きさ、腎杯《じんぱい》や尿管の変化、結石などを観察することができます。腎《じん》盂《う》腎炎、腎結核、腎血管性高血圧などの診断に役立ちます。

この検査を受けるときは、前日に下剤《げざい》を服用して腸内のガスを除きます。当日は、朝から絶食です（飲水は可）。検査は、準備を含めて1時間程度の時間を要します。

まれに、造影剤として用いているヨード化合物に対するアレルギー反応が起きることもありますので、アレルギー体質の人は、前もって医師に申し出ておきましょう。

また、腎臓の機能が低下している場合、脱水症状が激しい場合、妊娠時なども、検査を受けることはできません。

## 最近では外来検査も可能な腎血管造影

主に腎臓の動脈を観察するための検査です。動脈の狭窄《きょうさく》によって生じる腎血管性高血圧や腎臓腫瘍などの診断に役立ちます。

以前は、この検査を受けるためには入院が必要でした。太ももの付け根の動脈からカテーテル（細い管）を入れ、ここから造影剤を注入する必要があったからです。

しかし、最近では静脈から造影剤を注入して得た画像をコンピューター処理することにより、腎動脈の状態を検査できるようになりました。この検査方法の場合は、外来で行うことができます。

## より正確に腎臓内を描写できる磁気を用いたMRI検査

強い磁気を臓器や器官にあて、細胞の水素原子を振動させることでモニター画面上に映像として映し出します。CTが輪切りにした画像であるのに対し、MRIは縦、横、斜めなどあらゆる方向からの断面像を得ることができます。

**X線被曝《ひばく》がない**ため、小児や若い女性でも安心して検査を受けることができます。また、男性性器の検査でも、後遺症の心配がありません。ただし、体内にペースメーカーを埋め込んでいる場合は、検査を受けることができません。検査に要する時間は30分程度です。

この検査では、CT検査よりも正確に腎臓内の変化をとらえることができます。また、造影剤を必要とせずに血管の状態を立体画像としてとらえることもできます。これをMRA検査といいます。

## 機能の左右差も調べられる核医学検査

体に害のないラジオアイソトープ（放射線同位元素）を腕の静脈から注射し、腎臓の状態や症状を調べる検査が核医学検査です。体の中から出てくる放射線を撮影します。RI検査、シンチグラフィー、シンチグラムとも呼ばれます。

静脈からラジオアイソトープ剤を注入し、体内から放出される放射線の量や強さを撮影します。腎臓の形態を調べる形態検査、左右の腎臓の機能差を調べる動態《どうたい》検査があります。

これらの検査により、糸球体濾《しきゅうたいろ》過《か》量、腎血流量、腎臓の左右差などを知ることができます。腎性高血圧症、腎腫瘍、腎奇形《きけい》などの診断に役立ちます。

MEMO

### X線撮影と超音波検査

体内の臓器の様子を知るための手段としてよく行われていたのがX線撮影です。X線は物体にぶつかっても通り抜ける性質がありますが、臓器によって透過《とうか》率が異なるため、濃淡のある陰影となってフィルムに写し出されます。しかし、X線は放射線の一種であるため、複数回の被曝は体に悪影響をおよぼします。小児、妊娠可能な若い女性、妊娠時の女性には注意が必要です。

これに対して超音波検査は、耳には聞こえない周波数の高い音波を利用した検査です。超音波は皮膚や内臓にまったく害をおよぼしませんので、短期間にくり返し行っても健康被害の心配はありません。そのため、最近では、画像検査が必要な場合は超音波検査が多く用いられます。

## ■超音波検査

検査をする部位にゼリーを塗り、プローブという超音波発振器をあてて臓器を観察します。まったく痛みをともなわず、体に負担のかからない検査です。

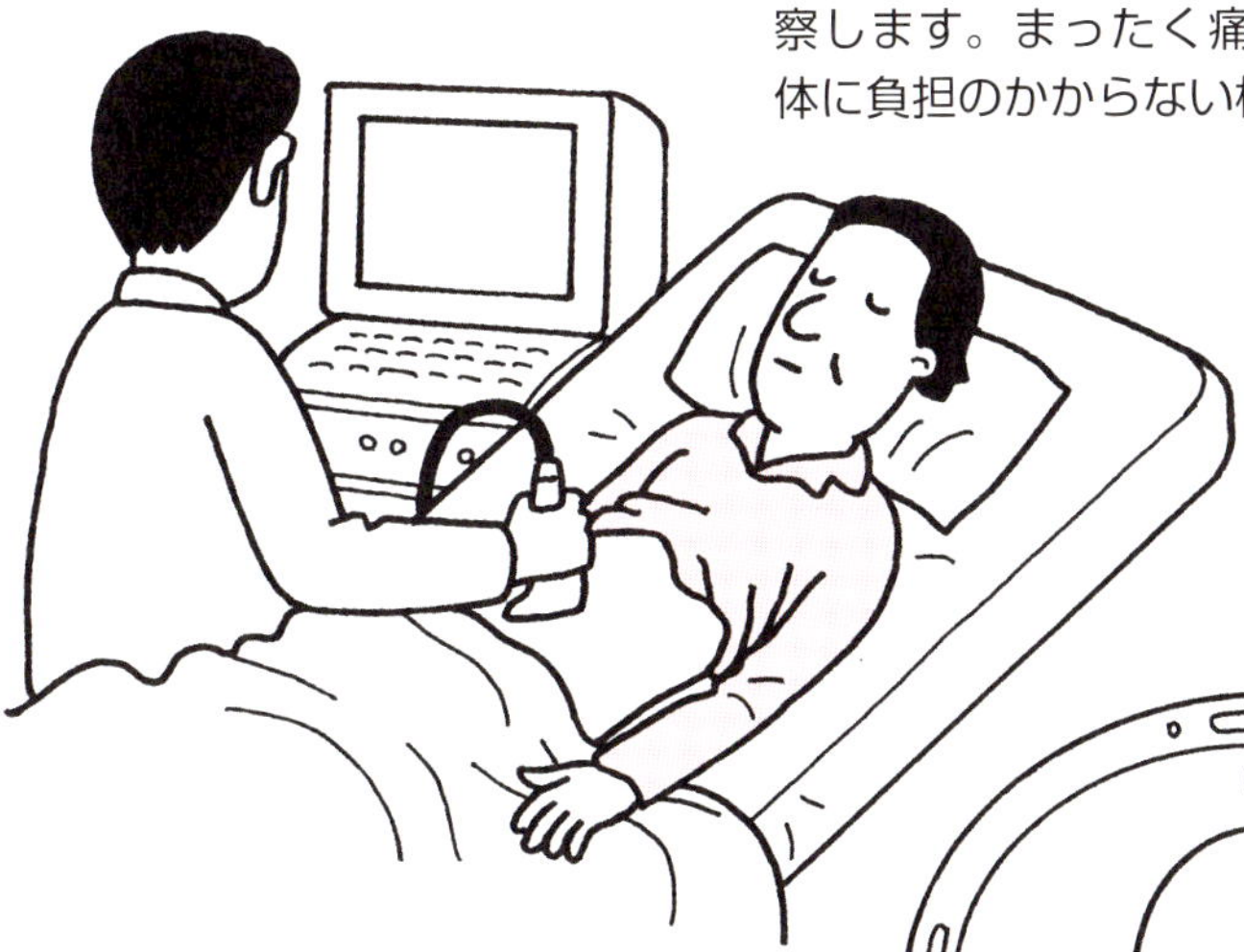

## ■CT 検査

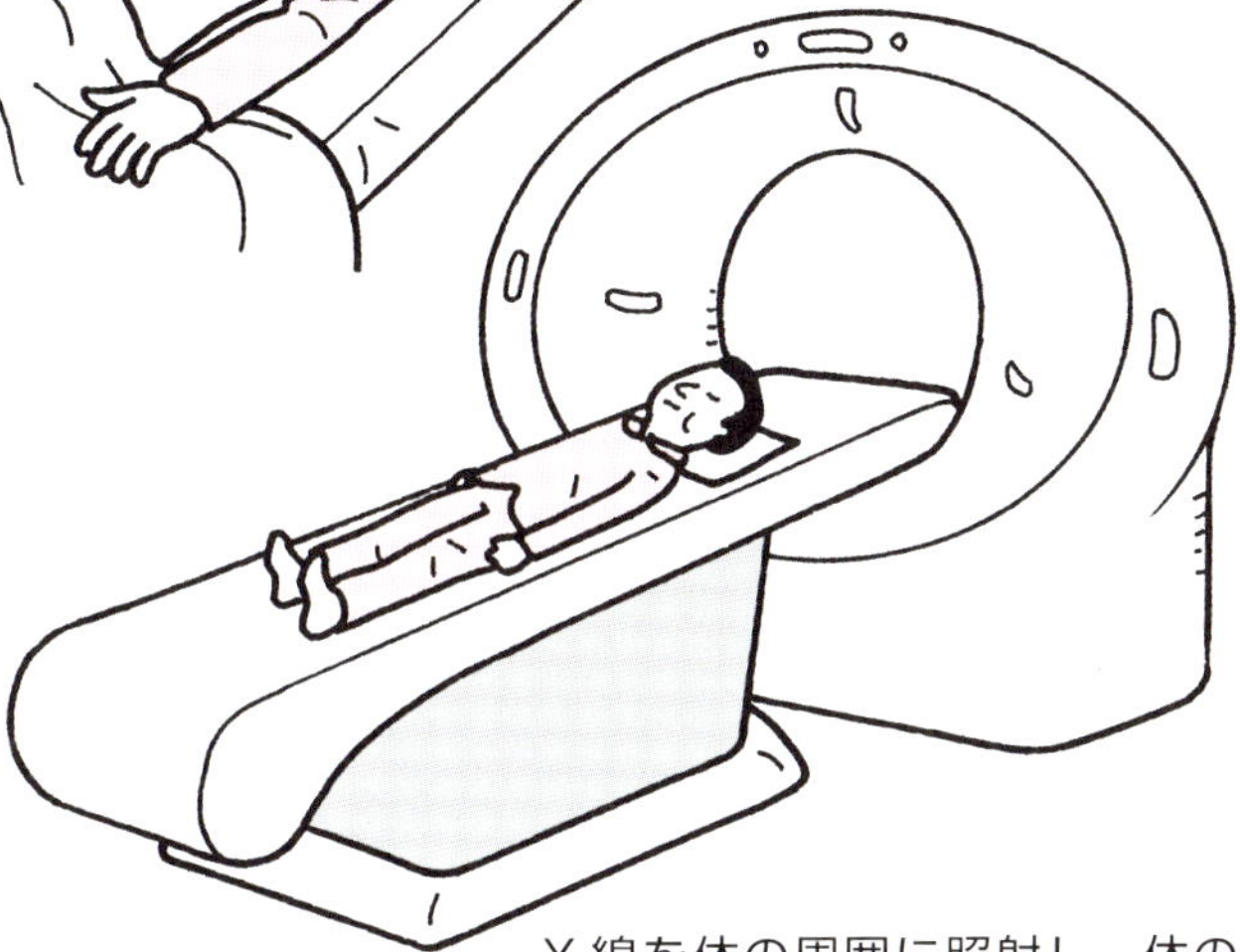

X 線を体の周囲に照射し、体の横断面を観察します。ベッドに横になったまま、ガントリーという装置の中に入ります。

### ドクターアドバイス

**「検査の前日は、早めに夕食をすませましょう」**

腹部の検査では、腸内に便やガスがたまっていると画像の一部が写りにくくなります。そのため、ほとんどの場合、検査日の前日は夜9時以降の飲食が禁止になります。検査日の朝食も、もちろん禁止です。主治医の指示に従ってください。なお、検査の前には、排便、排尿をすませておきましょう。

# 腎臓の組織を調べる「腎生検」

**Point**

- ●腎臓の組織の一部を顕微鏡で調べる
- ●検査を受けるためには、5～7日程度の入院が必要
- ●もっとも効率的な治療が可能になる

## 腎臓の内部に針を刺し採取した組織を検査する

皮膚の上から針を刺して腎臓の組織の一部を採取し、顕微鏡で詳細に調べる検査を腎生検《じんせいけん》（バイオプシー）といいます。

この検査を受けるのは、さまざまな検査によってすでに糸球体腎炎やネフローゼ症候群、糖尿病性腎症、腎不全など腎臓病と診断されている場合です。より正確な診断を下し、病状の見通しを予測し、もっとも適切な治療法を決定するために必要と判断された場合に行われます。

この検査を行うことで、超音波検査やCT検査などの画像検査では知ることのできない糸球体や尿細管などの状態がわかります。

腎生検は、針を刺す部位を局所麻酔し、皮膚の上から腎臓の最下部をねらって針を刺します。

## 局所麻酔を施し、15～30分程度で終了する

腎生検は、ほかの精密検査も含めて、一般的に5～7日の入院が必要です。腎臓の位置を前もって超音波で確認したり、血液の凝固能《ぎょうこのう》の確認などを行った上で、生検を実施します。

患者さんは、うつぶせの状態でベッドに横になります。超音波の画像を見ながら腎臓の位置を確認し、局所麻酔をして背中から細い針を刺します。針は鉛筆の芯《しん》ぐらいの太さです。背中に多少の衝撃と圧迫感がありますが、痛み止めが効いているので苦痛はほとんどありません。

この針の穴に入った腎臓の組織を取り出し、顕微鏡で観察します。要する時間は15～30分程度です。採取

■腎生検

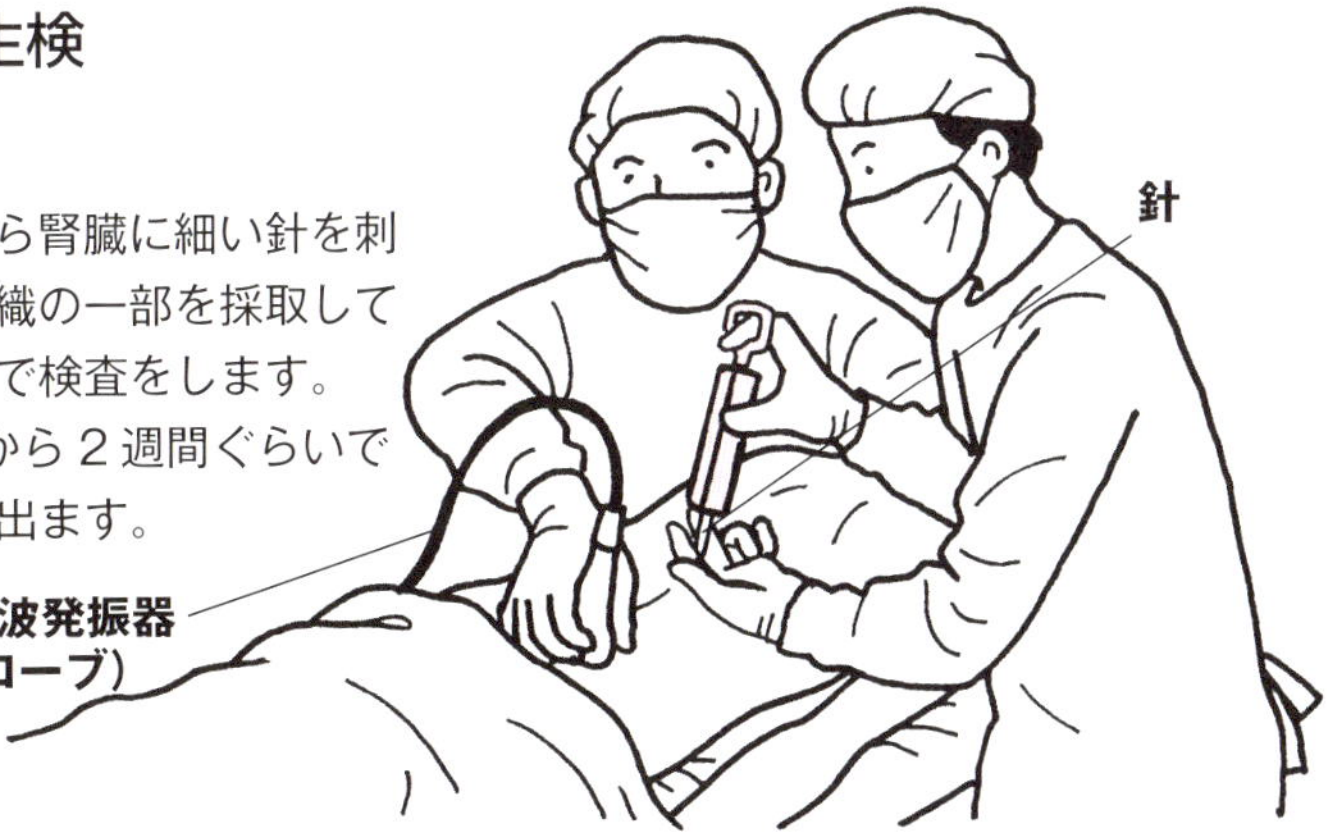


背中から腎臓に細い針を刺し、組織の一部を採取して顕微鏡で検査をします。10日から２週間ぐらいで結果が出ます。

が終了したら、止血のために12～24時間、仰向けの姿勢でベッドで安静にします。このとき、針を刺した部分を圧迫止血するために砂嚢《さのう》をあてます。

検査後、24時間以上が過ぎたら超音波検査で腎臓を確認し、針を刺した部分が止血しているかどうか確かめます。

## この検査によって長期的な見通しが立てられる

腎生検を行うことにより、腎臓病の正確な診断ができます。そして、正確な診断により、もっとも治療効果の高い治療法を選択することができます。

また、今後の治療の見通しが立つことで、仕事や出産などの人生設計が立てやすくなるという利点もあります。

ただし、長期間にわたる腎機能の低下ですでに腎臓が萎縮している場合や、多発性嚢胞腎の疑いがある場合、高血圧や出血傾向のコントロールが困難な場合、腎臓や腎周辺に感染がある場合などは、この検査を行うことはできません。

**ドクターアドバイス**

**「10秒ぐらい息を止めるだけで、すぐにすみます」**

腎臓に針を刺すと聞くと、「痛い検査なのだろうか」「時間がかかるのだろうか」と、心配なさる方が多いようです。しかし、最近の腎生検は装置が進歩し、短時間ですむようになっていますので、心配はいりません。３～4回、ホチキスを打つようなカシャンという音がして、わずかな衝撃を感じるだけです。腎生検は、正確な診断と最適な治療法のために役立つ検査です。医師からすすめられた場合は、十分に説明を聞き、納得した上で受けてください。

# 自分でもできる尿チェック

**Point**
- 観察にもっともふさわしいのは朝いちばんの尿（早朝第一尿）
- 色や泡立ちの様子を観察する
- 試験紙を用いれば、尿たんぱく、尿糖、血尿もテストできる

## 朝いちばんの尿で色と泡立ちをチェック

腎臓病の検査のうち、尿検査の一部は自宅でも手軽に行うことができます。朝起きて最初の「早朝第一尿」で観察しましょう。

### ■色の変化を見る

茶色、赤茶色、赤ワイン色など、尿にいつもとちがう変色はないか、濁《にご》りはないか、観察します。赤ワイン色に濁っている場合は、血尿が疑われます。

### ■尿の泡立《あわだ》ちを見る

排尿後、30秒以上たっても泡が消えない場合は、たんぱく尿、あるいは尿糖の可能性があります。

## 尿たんぱく、尿糖、血尿も家庭でチェックできる

市販の試験紙を用いると、たんぱく尿の有無《うむ》、程度などがわかります。朝いちばんに行った排尿の一部を容器に取り、試験紙を浸《ひた》して色の変化を見ます。容器のラベルに記されている色のチャートと照合するだけで、どの程度の尿たんぱくが出ているかが簡単にわかります。試験紙によっては、血尿や尿糖もともにチェックできるものもあります。

なお、早朝第一尿で検査する理由は、夜の間に尿が濃縮され、尿中の成分がもっとも多く含まれているためです。昼間に行った検査で尿たんぱくが陽性であっても、早朝第一尿で陰性であれば、病的ではない生理的なたんぱく尿と判断できます。また、早朝第一尿で陽性の場合は、何らかの異常がある可能性が高くなります。市販の試験紙で陽性の反応が出た場合は、腎臓を専門とする内科を受診してください。

# 第5章

# 進行を防ぐための食事療法

# 進行をストップさせる食生活

**Point**
- それまでの食生活を見直すよい機会
- 基本は、減塩、たんぱく質摂取のコントロール、適正なエネルギー摂取
- 体重と食材をはかりではかって、体の反応をチェック

## 食生活の改善で腎機能低下は抑えられる

糖尿病性腎症、慢性糸球体《しきゅうたい》腎炎、腎硬化《じんこうか》症などの慢性腎臓病（ＣＫＤ）では、過食、アンバランスな食事、肥満などが積み重なると、腎機能が徐々に低下していきます。慢性腎臓病では、腎機能がいったんある段階まで低下すると、どんな治療を行っても元に戻るのはむずかしいのです。

しかし、発見が早期であれば回復するケースもありますし、回復しないまでも、進行を止めることは十分に可能になります。そのための最重要課題は食生活の改善です。

## 早くはじめるほど食事療法の効果は上がる

腎臓病の進行をストップさせるための食生活の基本は、①**塩分制限**、②**たんぱく質摂取のコントロール**、③**適正なエネルギー摂取**……などです。腎臓に負担をかけないような食生活に切りかえることで、残っている腎機能を保護し、進行をできるだけ遅くすることが可能になります。

塩分をとりすぎると、過剰な食塩を尿中に排泄させるために糸球体の過剰濾過《ろか》を起こして腎臓に負担をかけます。また、高血圧を引き起こし、腎機能の低下に拍車をかけます。

同様にたんぱく質をとりすぎると、代謝されるときにたくさんの老廃物が生じ、それを排泄するために腎臓に大きな負担をかけます。

また、エネルギーをとりすぎて肥満になると、糖尿病や脂質異常症の原因になり、腎臓の血管に動脈硬化を進行させます。

主治医や管理栄養士の指導を受けながら、改善していきましょう。

## ■腎臓病を進行させる食生活

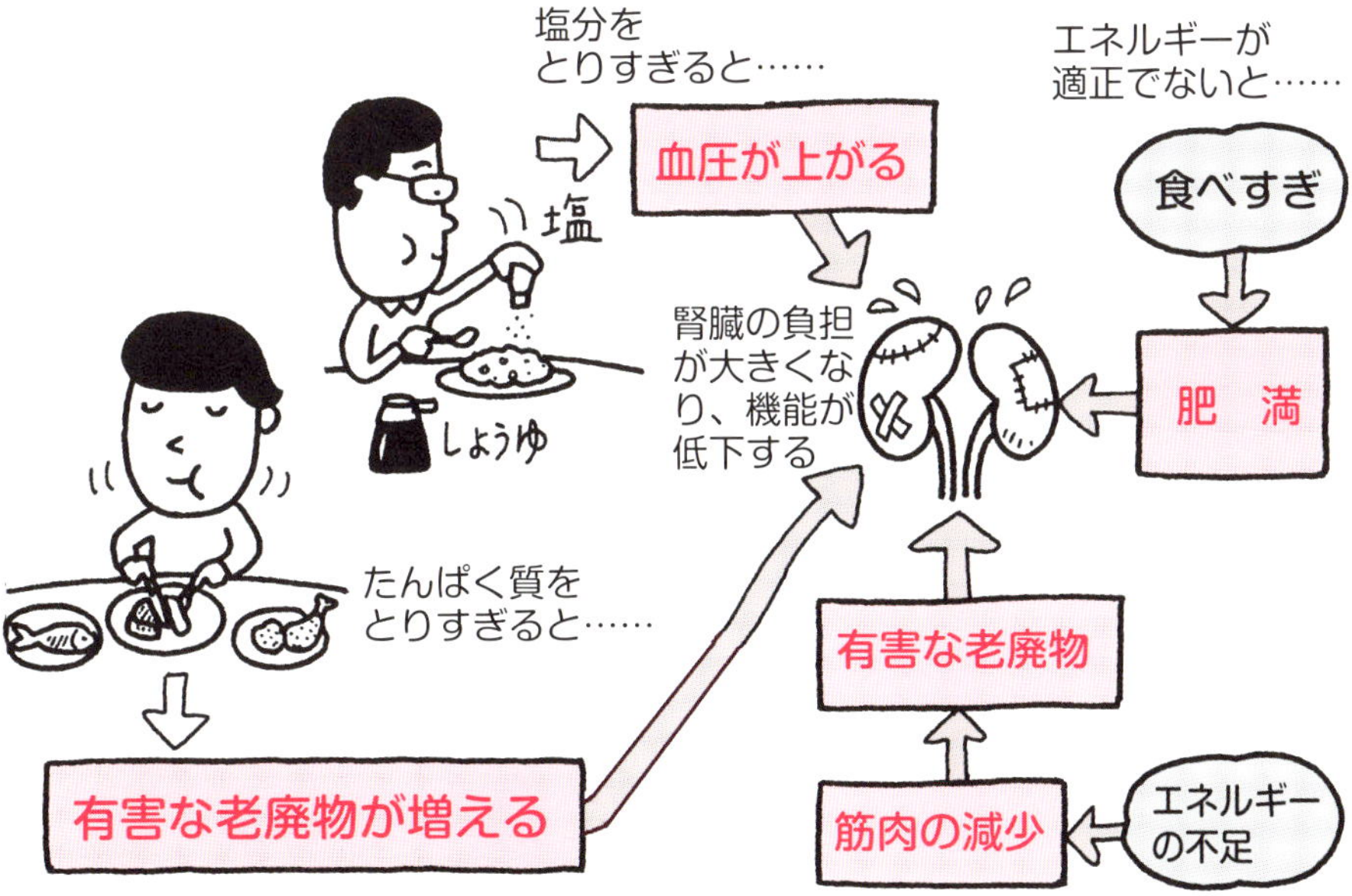
塩分を
とりすぎると……
塩
しょうゆ
血圧が上がる
エネルギーが
適正でないと……
食べすぎ
肥　満
腎臓の負担
が大きくな
り、機能が
低下する
たんぱく質を
とりすぎると……
有害な老廃物が増える
有害な老廃物
筋肉の減少
エネルギー
の不足

### ドクターアドバイス

**「腎機能が低下していると言われたら、ぜひ食生活の改善を」**

腎臓病を進行させないためには、できるだけ腎臓の負担が軽くなるような食生活を心がけることが大事です。ただし、自己流の食事療法はおすすめできません。きちんと医師の指導を受けた上で取り組みましょう。

### MEMO

## 食事療法のパートナーは3つの「はかり」

腎臓病の進行を防ぐための食事療法に欠かせないのが、3つの「はかり」です。

食事療法は、早くはじめるほど効果が上がります。食塩やみそ、ソースなどの調味料だけでなく、肉や野菜などもはかるようにしましょう。最初はめんどうに思えるかもしれませんが、しだいに慣れてくるものです。

**①計量スプーン**

食塩、しょうゆ、ソース、みそなどをはかります。大さじ1は15mL、小さじ1は5mLの水が計量できます。

**②計量カップ**

計量カップ1杯は200mLです。

**③食品ばかり**

500g～1kg程度はかれるものを用意しましょう。折に触れて食品の重さをはかるようにします。

# 塩分制限を成功させるコツ

**Point**
- 高血圧と腎臓病の関連を断ち切るポイントは減塩
- 血圧コントロールが良好だと、腎機能が保たれる
- 理想をいえば1日の食塩摂取量は6g未満にする

## 食塩を制限すると血圧が良好になる

腎臓病になると、ほとんどの場合、血圧の上昇が認められるようになります。高血圧は腎臓へのダメージを促進しますので、腎機能の低下を早めることになってしまいます。また、高血圧は脳卒中や心筋梗塞などを引き起こす危険因子でもあります。

この悪循環を断ち切るためには、食塩制限が必要になります。高血圧が原因で腎機能の低下が生じているケースでは、血圧を良好にコントロールすることで腎機能の低下が抑えられます。また、血圧コントロールのために、必要に応じて降圧《こうあつ》薬を用いることもありますが、食塩の摂取量が多いと降圧薬の効果が上がりにくくなります。

血圧が高い場合は、何よりもまず食塩摂取の制限を行いましょう。

## 目標とする1日の食塩量は6g未満が理想的

目標とする1日の食塩量は、腎臓病のタイプ、あるいは腎機能の程度によって異なります。

一般的に、腎臓病を悪化させる高血圧を改善するためには、1日の食塩摂取量を6g未満に抑えるのが理想です。

しかし、腎機能の高度の低下で体内のナトリウムの調節がうまくできなくなっている場合は、あまり減らしすぎると低ナトリウム血症を起こす危険性もありますので、医師の指示に従ってください。

慢性腎臓病（CKD）の食事療法では、腎機能（糸球体濾過《ろか》量）と24時間の蓄尿《ちくにょう》で得られた尿たんぱく量をもとに1日の塩分量の目安が決

## ■食塩のとり方

腎機能のレベルごとに1日にとれる食塩の量はちがってきます。

| ステージ | 尿たんぱく | 食塩の量 |
|---|---|---|
| ステージG1・ステージG2 | 尿たんぱく少ない | 8g／日未満（高血圧の場合は6g／日未満） |
| | 尿たんぱく多い | 6g／日未満 |
| ステージG3a・G3b、ステージG4、ステージG5 | | 3~6g／日未満 |

＊残された腎機能は、ステージG1は90%以上、ステージG2は60～89%、ステージG3aは45～59%、ステージG3bは30～44%、ステージG4は15～29%、ステージG5は15%未満。ステージG5のうち、透析療法中の食塩の摂取制限量は122ページ参照。

＊「尿たんぱく少ない」は、1日の尿たんぱく量が0.5g未満
「尿たんぱく多い」は、1日の尿たんぱく量が0.5g以上

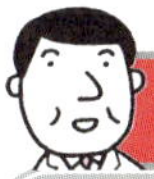

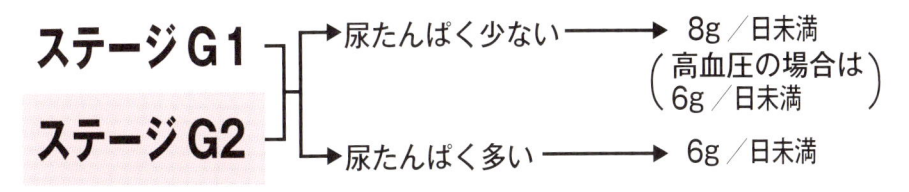

### ドクターアドバイス

**「高血圧と腎機能の低下の悪循環を減塩で断ち切りましょう」**

血圧が高いと腎機能に悪影響がおよび、腎機能が低下すると血圧が高くなり、これによってさらに腎機能が低下し……という悪循環を断ち切る一つの選択肢が減塩です。食生活にほんの少し注意を払うだけでも、無防備にとっていた食塩を減らすことが可能になります。

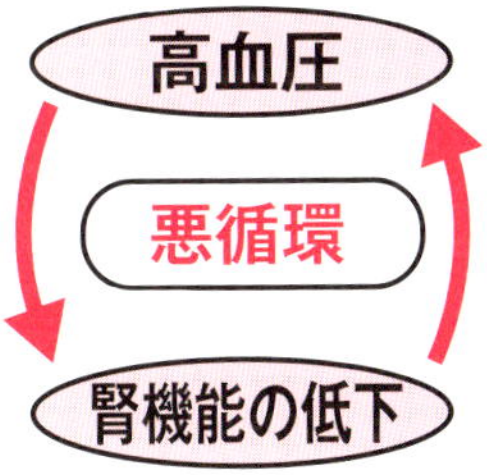


★血圧の目標値……130／80㎜Hg未満
ただし、年齢や動脈硬化性疾患の合併など、各個人により目標値は異なります。

められます。

## 調味料をきちんとはかり 舌を徐々に薄味に慣らす

1日の塩分量とは、調味料に含まれている食塩と、主に加工食品に含まれている食塩を合計したものです。調味料に含まれている食塩の量はわかりやすいのですが、加工食品では気づかないうちに塩分過多につながることも多いものです。無理なく減塩を実行するためのポイントは次の通りです。

**①調味料は目分量ではなくはかる**

料理の味つけをするときには、計量スプーンを使いましょう。大さじ(15㎖)、小さじ(5㎖)のスプーンを用意し、よく使う調味料にどれぐらいの塩分が含まれているのかを覚えます。

**②加工食品は栄養成分表示を見る**

ほとんどの加工食品には、エネルギー量とともに塩分量が記載されています。購入時には、必ずチェックするようにしましょう。

食塩ではなくナトリウムで表示している食品もありますが、ナトリウム(㎎)に2・54を掛けて1000で割ると、食塩の量(g)に換算することができます。

たとえば、ナトリウム1・8g(1800㎎)と表示されているインスタント焼きそばの塩分量は約4・6gになります。

ナトリウム400㎎が食塩1gと覚えておくとよいでしょう。

**③減塩食品を利用する**

減塩しょうゆ、減塩みそ、減塩ソースなどを用いることもよい方法です。

ただし、量を使いすぎれば、減塩の意味がなくなります。

**④調味にメリハリをつける**

すべてのおかずを減塩にするのではなく、1品だけは塩味をきかせ、残りは減塩にして酸味やスパイスをきかせるなど、味にメリハリをつけると薄味が気になりません。

**⑤砂糖を使いすぎない**

煮物などの調味に砂糖やみりんを多く使うと、その分しょうゆや塩の量が多くなってしまいます。砂糖の使用は控えめにします。

**⑥旬の素材を活用する**

旬《しゅん》の素材には、特有の香りやうまみなどを有するものが少なくありません。素材が本来持っている味わいを活用しましょう。

**⑦調味料は「かける」より「つける」**

しょうゆなどの調味料は料理に直接かけるのではなく、小皿に入れ、料理に少しずつつけて食べるようにします。調味料の使用量が少なくてすみます。

## ■調味料に含まれる塩分量（小さじ1あたり）

※マヨネーズは大さじ1あたり

| | |
|---|---|
| 精製塩（塩分99.1%） | 5.9g |
| 濃口しょうゆ（塩分14.5%） | 0.9g |
| 薄口しょうゆ（塩分16.0%） | 1.0g |
| 減塩しょうゆ（塩分7.0%） | 0.4g |
| だし割りしょうゆ（塩分8.0%） | 0.5g |
| 赤色辛みそ（塩分13.0%） | 0.8g |
| 甘みそ（塩分6.1%） | 0.4g |
| 塩分20%カット減塩みそ（塩分9.9%） | 0.6g |
| ウスターソース（塩分8.4%） | 0.5g |
| 中濃ソース（塩分5.8%） | 0.4g |
| 減塩中濃ソース（塩分2.4%） | 0.1g |
| マヨネーズ・卵黄型（塩分2.3%） | （大さじ1）0.3g |
| トマトケチャップ（塩分3.3%） | 0.2g |
| 甜麺醤（塩分5.6%） | 0.4g |
| 豆板醤（塩分17.8%） | 1.2g |
| めんつゆ・ストレート（塩分3.3%） | 0.2g |

（女子栄養大学出版部『減塩のコツ早わかり』より作成）

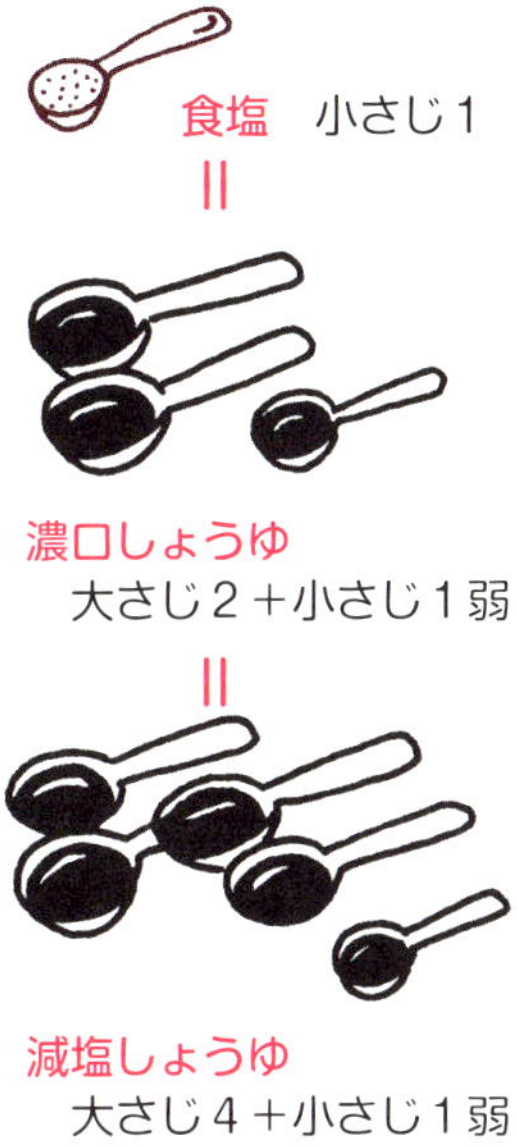
食塩　小さじ1
=
濃口しょうゆ
大さじ2＋小さじ1弱
=
減塩しょうゆ
大さじ4＋小さじ1弱

## ■食塩が多く含まれる加工食品

| 食品 | 目安量（重量g） | 塩分量（g） |
|---|---|---|
| 塩ざけ（甘口） | 1切れ（80） | 0.7 |
| 塩ざけ（辛口） | 1切れ（80） | 1.5 |
| たらこ | 1腹（50） | 2.3 |
| あじの干物 | 小1枚（60） | 0.7 |
| いわしの丸干し | 2尾（80） | 1.3 |
| かまぼこ | 2切れ（25） | 0.6 |
| ちくわ | 1本（30） | 0.7 |
| はんぺん | 1枚（100） | 1.5 |
| さつま揚げ | 1枚（50） | 0.5 |
| のりのつくだ煮 | 大さじ1（15） | 0.9 |
| 梅干し | 中1個（13） | 2.2 |
| たくあん | 3切れ（30） | 1.3 |
| キムチ | 小皿1枚分（30） | 0.7 |
| インスタントラーメン | 1個（100） | 5.8～6.6 |
| レトルトカレー | 1食分（210） | 2.5～3.0 |
| 冷凍ピラフ | 1食分（250） | 2.3 |
| インスタントみそ汁 | 1袋（20） | 1.5～2.4 |
| インスタントコーンスープ | 1袋（20） | 1.1 |

（女子栄養大学出版部『塩分早わかり』より）※メーカーの製品により異なります。

# たんぱく質制限とエネルギー不足への対応

**Point**

- たんぱく質を制限する理由は、有害な老廃物の貯留を避けるため
- たんぱく質を減らすと、腎臓の負担が軽くなる
- エネルギー不足にならないようにすることも大切

## たんぱく質の老廃物が腎臓の機能を低下させる

腎臓病を進行させないために実行したいのが、たんぱく質摂取のコントロールです。

食事の3大栄養素は、炭水化物、脂質《ししつ》、たんぱく質です。このうち、炭水化物と脂質を構成している元素は炭素と水素ですが、たんぱく質だけはこれに加えて窒素《ちっそ》を含んでいます。ということは、これらの栄養素が体内でエネルギーとして使われると、**たんぱく質は窒素化合物を老廃物として残す**ことになります。

腎機能が低下してくると、健康なときには体の外に排泄されていた物質が体にたまってきます。窒素化合物には有害物質も含まれていますので、排泄がスムーズにいかなくなるとさまざまな弊害が生じ、尿毒症《にょうどくしょう》症状が引き起こされるのです。

また、たんぱく質をたくさんとると、窒素化合物を体外に排泄するために腎臓の糸球体《しきゅうたい》に過剰な負担がかかります。その結果、糸球体の障害がさらに進んでしまいます。

このような理由により、腎臓病を進行させないためにたんぱく質の制限が必要となってくるのです。

## たんぱく質を減らしてもエネルギーはきちんととる

たんぱく質を含んだ食品を控えると、腎臓の負担は減りますが、炭水化物によってエネルギーの必要量を摂取しないと、栄養障害が起きる心配が出てきます。

たんぱく質のエネルギーは1gあたり約4kcalです。3食の食事でたんぱく質を減らすことをめざすと同時に、炭水化物（1g＝4kcal）による

エネルギー摂取を心がけないと、どうしてもエネルギー不足におちいりやすくなります。たとえば、それまでは150g食べていたリブロースのステーキを50gに減らすと、摂取するエネルギー量は234kcalも減ってしまいます。

私たちの体は、不足するものがあると、それを補う方向に働きます。エネルギーが足りないと、生命活動ができなくなる危険性があるため、体の中に蓄えられたエネルギーを使って不足分を補うのです。そのときに使われるのが**脂肪**と**筋肉**です。

筋肉はたんぱく質でできているので、筋肉がエネルギー源として使われると、その老廃物である窒素化合物は腎臓に大きな負担をかけます。たんぱく質を制限したのに、逆に腎臓に負担をかけることになってしまうのです。

たんぱく質を減らしたら体重が落ちてきた、体がだるく感じる、力が入らない……などの自覚症状が出てきた場合は、摂取エネルギー不足と考えられます。専門病院で管理栄養士と相談しながら、慎重に進めていくようにしたいものです。

## ■こんな症状があったら、エネルギー不足かも……

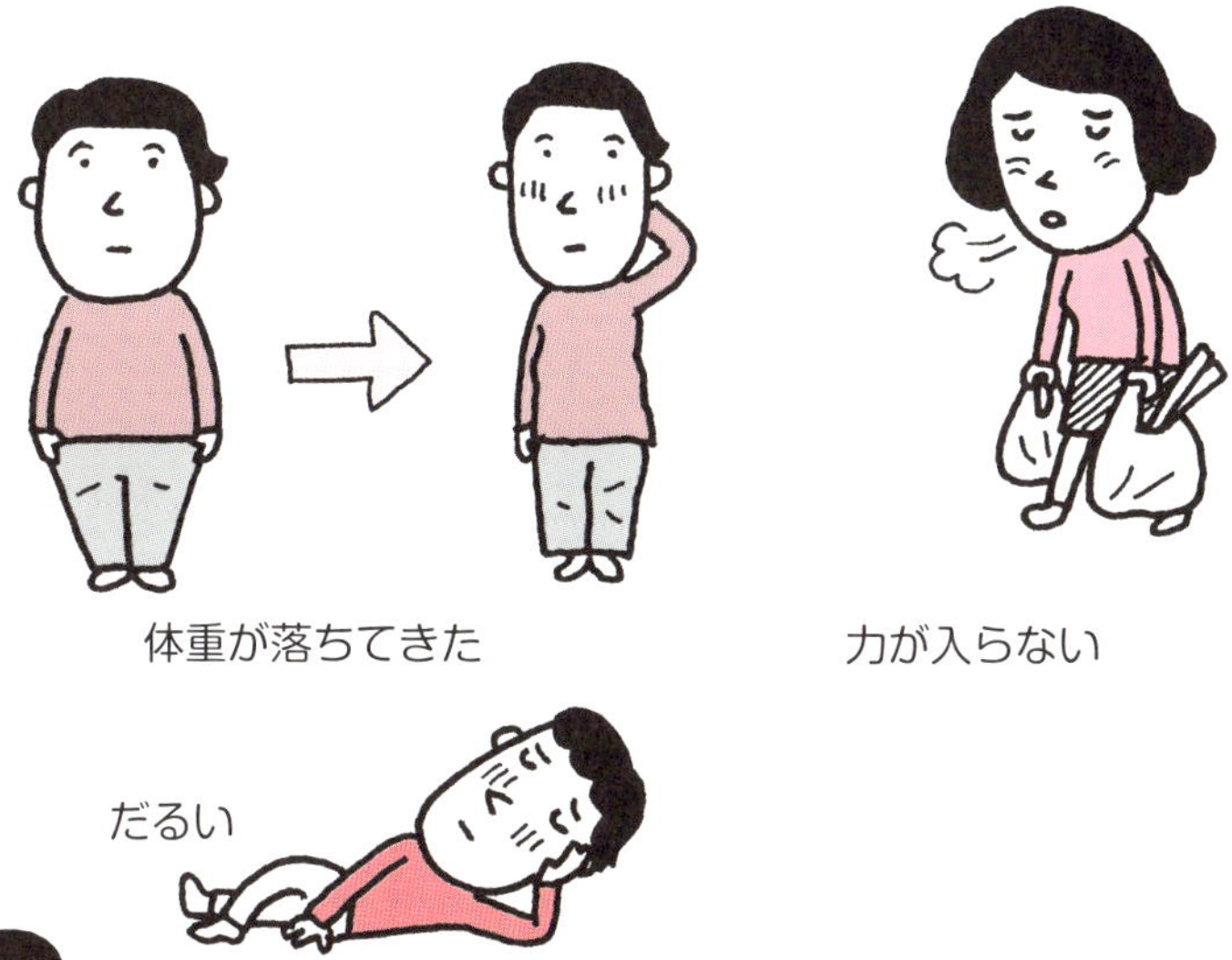


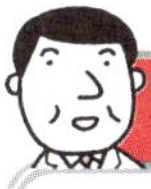

### ドクターアドバイス

**「ちょっとちがいますが、運動しないダイエットと似ています」**

たとえば、食事だけを減らして運動をまったくせずにダイエットをすると、肝心の脂肪は燃えてくれずに筋肉が減ってきます。腎臓病の食事療法で気をつけなければいけないのは、エネルギー不足による筋肉の減少です。ふつうのダイエットの場合は大問題にはなりませんが、腎臓病では腎臓の負担を重くして腎機能の低下がさらに進んでしまいます。「低たんぱくと適正エネルギー」でワンセットと考えてください。

# 低たんぱく食を成功させるコツ

**Point**

●「良質のたんぱく質を少量とる」……これが基本
●たんぱく質を減らしても、必要なエネルギーはきちんととる
●ときには、低たんぱく質の宅配食も活用して

## 低たんぱく食にすると腎機能低下を抑えられる

腎機能（糸球体濾過量《しきゅうたいろかりょう》）低下や1日に排泄される尿たんぱくの量が一定値を超えると、たんぱく質の摂取をコントロールするように指導されるようになります。低たんぱく食にすると腎臓の負担が減り、腎機能の低下が長期間にわたって抑えられるケースもたくさんあります。

低たんぱく食を無理なく成功させるためのポイントは、次のような点です。

## アミノ酸スコアの高い良質のたんぱく質を選ぶ

たんぱく質は約20種類のアミノ酸という物質がネックレスのように結合してできています。アミノ酸の中には、体内でつくることができるものもあれば、体内ではつくれないものもあります。

体内ではつくれないアミノ酸を必須《ひっす》アミノ酸といいます。これは全部で9種類あり、食べものから摂取しなければなりません。良質のたんぱく質というのは、この9種類のアミノ酸が理想的な配分で含まれている食品のことです。こうした食品を「アミノ酸スコアが高い食品」といいます。

アミノ酸スコアが100点（満点）なのは、**牛肉・豚肉・鶏肉《とり》などの肉類、あじ・いわし・さけなど加工されていない魚類、鶏卵、牛乳などの動物性たんぱく質、そして大豆・大豆製品**です。これらは「良質のたんぱく質」です。

一方、植物性たんぱく質は、動物性たんぱく質にくらべるとアミノ酸の配分がアンバランスです。精白米《せいはくまい》

## たんぱく質のとり方

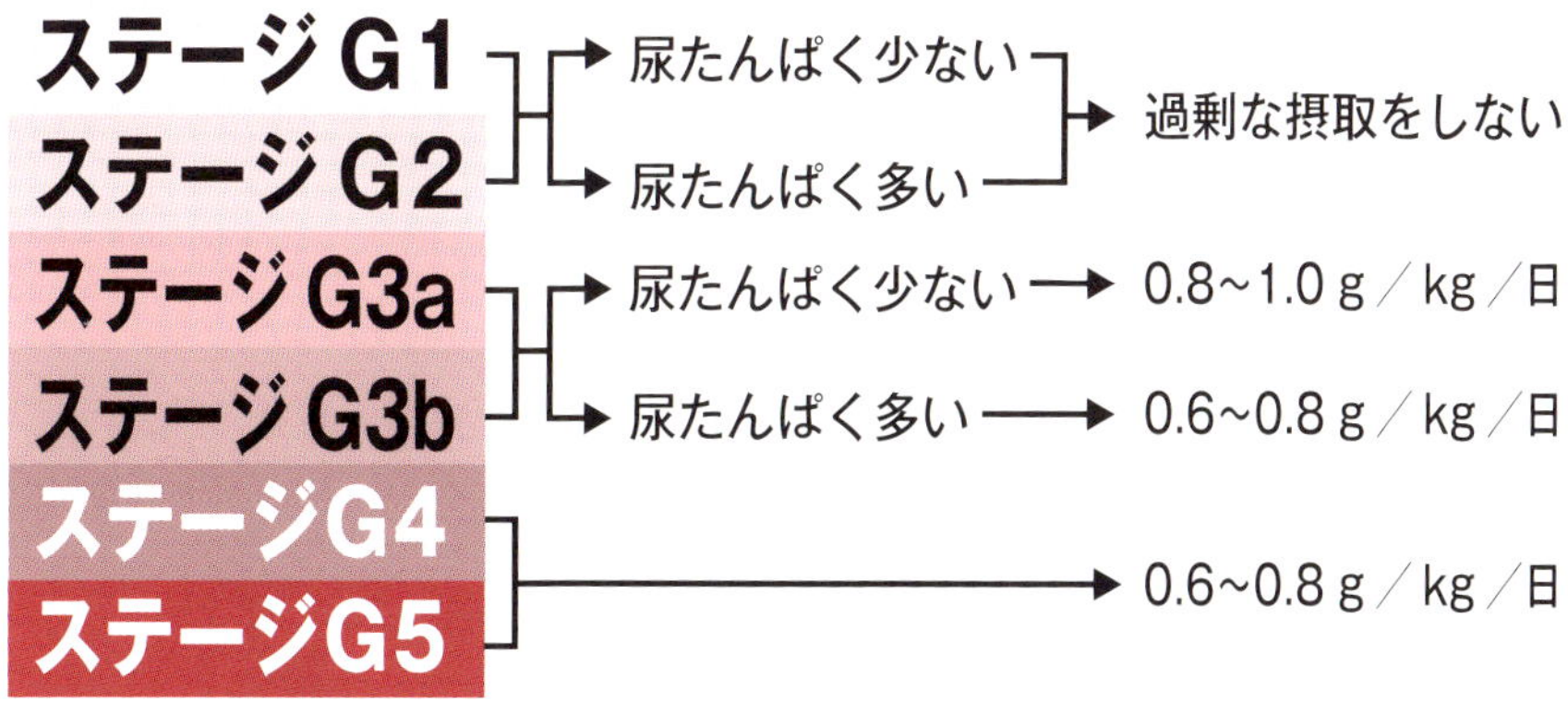


＊残された腎機能は、ステージG1は90%以上、ステージG2は60～89%、ステージG3aは45～59%、ステージG3bは30～44%、ステージG4は15～29%、ステージG5は15%未満。ステージG5のうち、透析療法中のたんぱく質の摂取制限量は122ページ参照。

＊「尿たんぱく少ない」は、1日の尿たんぱく量が0.5g未満
「尿たんぱく多い」は、1日の尿たんぱく量が0.5g以上

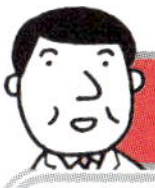

### ドクターアドバイス

**「各ステージのたんぱく質量に体重を掛けると、1日の摂取量になります」**

たとえば、ステージG1の「尿たんぱくが多い」人で、体重が70kgであれば、0.8～1.0g×70＝56g～70gのたんぱく質を1日にとることができます。肉や魚、卵、乳製品などは、それぞれ含有するたんぱく質の量が異なりますので、できれば食品成分表で含有量を確かめながらメニューをつくることが望ましいでしょう。

はアミノ酸スコアが65で、リジンというアミノ酸が不足しています。

## 低たんぱく質食品で無理なく低たんぱく食に

低たんぱく食を実行すると、摂取エネルギーも減ってしまうことが多く見られます。しかし、単純にごはんを増やすと、摂取たんぱく質量も増えてしまいます。茶碗1杯分のごはん（約150g）には3・8gのたんぱく質が含まれているからです（エネルギー量は約250kcal）。

このような場合に利用したいのが、**低たんぱく質食品**です。低たんぱく質食品は、通常食品の30％以下にたんぱく質を調整してあります。たんぱく質の含有量を通常の1／25に減少させたごはんをはじめ、めん、そば、スパゲッティなど、低たんぱく質の治療用特殊食品が市販されています。

## ■良質のたんぱく質

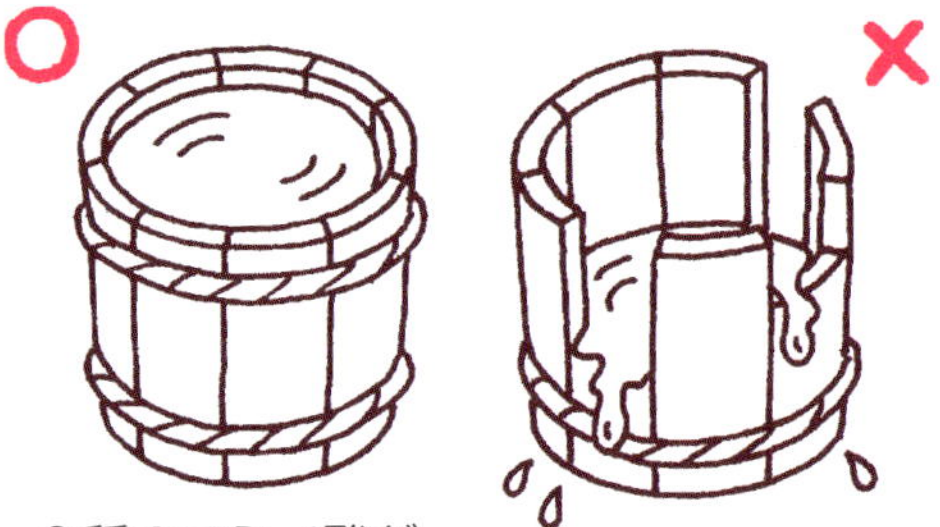

9種のアミノ酸がバランスよく含まれている

アミノ酸のバランスが悪い

## 必要な摂取エネルギーを目安にメニューづくりを

1日に必要とするエネルギー量は、性別、年齢、活動強度などによって決まります。基本的に、女性より男性のほうがエネルギーを必要とし、年齢では成長期から50歳ぐらいまでが必要とするエネルギー量が多く、身体活動レベルが高いほど多くのエネルギーを必要とします。

ほとんどの場合、低たんぱく食をスタートさせるときは、管理栄養士による食事指導が行われるはずです。このときに指示された摂取エネルギー量を目安に、メニューを考えていきます。

メニューづくりに役立つのが、**食品成分表**や**腎臓病食品交換表**、**糖尿病性腎症用食品交換表**などです。栄養士の指導を受けながら、使いこなせるようにがんばりましょう。

また、最近では、1食あたりのたんぱく質を約10gに制限した宅配食も多くなっています。これらの宅配食は塩分やカリウム、リンなども制限してあることが多く、摂取エネルギーも表示されていますので、治療食として役立ちます。1食を宅配食にし、あとの2食で1日の指示量を摂取するようにします。

MEMO

### 役に立つ食品交換表 3種で献立づくり

腎臓病食品交換表は、低たんぱく食を実行しなければいけない患者さんにとって使いやすいように、たんぱく質3gを1単位として表示してあります。1単位に相当する食品の平均エネルギー量が記されており、7単位から20単位まで単位別の食事のとり方のポイントが記されています。自分が指示された単位数に応じて、食品を選びます。

糖尿病性腎症用食品交換表は、80kcalを1単位として表示してあり、低たんぱく食に対応しやすいように工夫されています。

なお、前記の食品交換表では、各食品でのたんぱく質やエネルギー含有量に誤差が出ます。食事療法を正確に行うには、食品成分表を用いることが最良です。

## ■1日の食事の摂取量の目安（例）

○○○○様

**1日の食事摂取量目安表**

| 1日の食事指示内容 | | |
|---|---|---|
| | エネルギー量 | 2000kcal |
| | たんぱく質量 | 40g |
| | 食　塩 | 5g |
| | カリウム | g |
| | リ　ン | mg |
| | 食事外水分 | ml |

| 食品名 | | 目安量 | 食べ方・注意点 |
|---|---|---|---|
| 主食類 | 米飯 | 180g | 朝・昼・夕で食べる |
| | 低たんぱく米飯 | 180g | |
| | 低たんぱくめん | 100g | |
| 副食類（おかず） | 魚 | 45g | 加工食品は避ける |
| | 肉 | 40g | |
| | 卵 | 50g | |
| 油脂類 | サラダ油 | 大さじ２杯 | |
| | マヨネーズ | 大さじ１杯 | |
| 野菜類 | | 300～400ｇ | 多くの種類を食べる |
| いも類 | | 100g | |
| 果物 | | 150g | |
| 調味料 | 砂糖<br>みりん | 大さじ２杯 | |
| その他 | はるさめ | 20g | サラダ、酢の物などに |
| | ワイン | 100ml | |
| | ゼリー | 100g | |

（中尾俊之編著『知りたいことがよくわかる　腎臓病教室　第４版』）

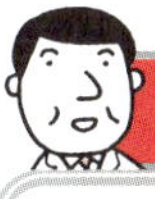

### ドクターアドバイス

**「家族の中で、疎外感を感じさせないように工夫しましょう」**

「あなたはこれ。私たちはこれ」というように、食事療法を行っている人の食事を、ほかの家族のメニューから完全に切り離してしまうと、つくる人の負担が大きくなってしまいます。患者さんにとっても、食事のたびに家族の中で疎外感を感じるのはつらいものです。無理なく食事療法をつづけるコツは、できるだけ家族と同じ料理にして、その中で工夫をすることです。

### ●たんぱく質の上手な減らし方

工夫しだいで、家族と同じメニューの中から、腎臓病の患者さんだけたんぱく質を減らすことができます。目の錯覚を利用すると、「自分だけ少ない」という不満を感じることなく、家族と同じものを食べることができます。

**＊肉の倍量の野菜を使う**

薄切りの肉でゆでたにんじんやいんげんを巻いて焼くときは、腎臓病の患者さんだけ野菜の量を多くし、肉の厚みをやや薄めにします。全体の大きさが変わらなければ、肉の量の少なさは目立ちません。

**＊魚のてんぷらのかわりに精進揚げ**

てんぷらは衣をまぶすので、中の具がわかりにくい料理です。魚のてんぷらも、尾をとってシソの葉やのりで巻けば、一見して魚とはわかりません。腎臓病の患者さんには、魚のてんぷらと同じような形にした野菜のてんぷらを出します。

**＊肉や魚は小さく切って調理する**

肉や魚などは、小さく切れば切るほどかさが増えます。ちらしずしのような料理は、小さく切った魚や卵を少し減らして盛りつけても、あまり見劣りがしませんので、腎臓病の患者さんの分だけたんぱく質を減らすことができます。

# カリウム、リン、カルシウム摂取のコツ

**Point**
- ●腎機能低下の程度により、カリウムとリンを減らす努力をする
- ●カリウムとリンの多い食品を知っておこう
- ●カルシウムは薬で補うのが主体となる

## カリウムの排泄ができないと不整脈のリスクが高くなる

腎機能が低下すると、カリウムが体外に排泄されにくくなり、血液中のカリウム濃度が高くなります。高カリウム血症では、手足や唇のしびれ、さらには不整脈などの症状があらわれます。血清カリウム値が6・0mEq／L以上になると（高カリウム血症）、心停止を起こす危険性もあります。

慢性腎臓病（CKD）の場合、ステージG3b以上になるとカリウムの制限が必要になります（G3bでは1日に2000mg以下、G4～G5では1500mg以下）。

## 血液検査に注意してカリウム値の上昇を抑える

カリウムはほとんどの食品に含まれていますが、中でも多く含まれているのが、いも類、野菜、くだもの、豆類、海藻、肉、魚などです。基本的に**低たんぱく食を実行していれば、摂取するカリウムの量は少なくなってきます。**

しかし、ほとんどの食品に含まれているだけに、些細なことで血清カリウム値が高くなることはよくあります。血清カリウム値が6・0mEq／L以上にならないように気をつけてください。

## ゆでる、こまかく切る……調理の工夫でカリウム減に

食事からカリウムを減らすには、次のような工夫をしましょう。

**①たっぷりの湯でゆでる**

カリウムは水にとけますので、水にさらしたり、ゆでこぼすとカリウム量が少量減ります。ただし、栗、

## ■「血清カリウム値が高くなる」……こんな生活していませんか？

**いも類やかぼちゃが大好き**

いも類（さつまいも、じゃがいも、やまといもなど）やかぼちゃにはカリウムが多く含まれています。

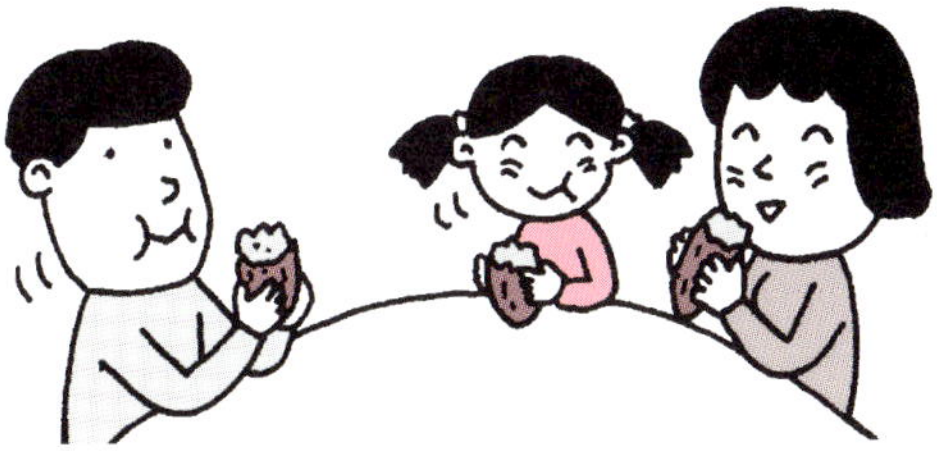

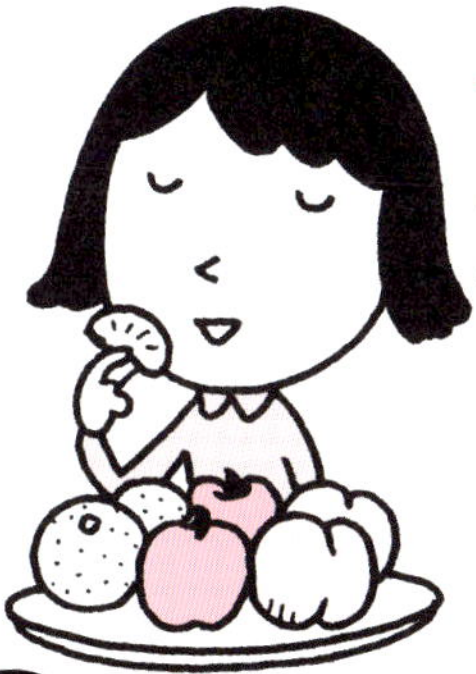

**くだものをたくさん食べていた**

野菜とちがって、くだものはゆでこぼしてカリウムを減らすことができません。カリウムが多く含まれているのは、バナナ、メロン、アボカド、キウイフルーツなど。

**「健康によい」と、きな粉をたくさん食べていた**

きな粉 100ｇには 2000mg ものカリウムが含まれています。また、さまざまな健康補助食品がありますが、カリウム量が表示されていないものもありますので、気をつけましょう。

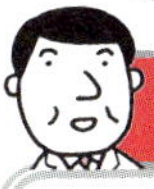

### ドクターアドバイス

**「意外な落とし穴に、ご注意ください」**

食事には気をつけているはずなのに、血清カリウム値が高くなってしまうような場合、食生活のどこかに落とし穴があることが多いようです。特に気をつけたいのは、たくさん出回っている健康補助食品です。中には多量のカリウムを含むものもありますので、必ず成分表示を確かめるようにしてください。

MEMO

### 危険な不整脈

何らかの原因で心臓の筋肉を収縮させる興奮がスムーズに伝わらないと、規則正しい心臓のリズムに異常が起こります。心拍のリズムが不規則になったり、心拍が通常より遅くなったり速くなったりする状態を不整脈といいます。

不整脈には危険性がほとんどないものもあれば、すぐに治療を行わないと生命にかかわる致死《ちし》的なものもあります。脈がとぶ、脈が強く打つ、動悸《どうき》がするなどの症状がある場合は、念のために受診し、心電図検査を受けたほうが安心です。

不整脈により、めまいがする、失神するなどの自覚症状がある場合は重症の不整脈です。ＡＥＤ（除細動《じょさいどう》器）による緊急処置が必要な場合もあります。救急車を呼び、すぐに受診する必要があります。

枝豆、とうもろこしなどは、ゆでてもカリウムが減りません。

なお、電子レンジで加熱してもカリウムは減少しません。

### ②ゆでた汁はすてる

ゆで汁の中にはカリウムがとけ込んでいますので、必ずすてます。カレーやシチューをつくるときは、別鍋でじゃがいもやにんじんをゆでてから加えるとよいでしょう。

### ③こまかく刻む

水に触れる部分ができるだけ多くなるように、肉や野菜はなるべくこまかく刻みます。

## 腎不全や透析時にはリンの摂取を制限する

腎機能の低下によって排泄されにくくなるものにリンがあります。リンはカルシウムと結びついて骨や歯を形成しているだけでなく、遺伝子の核酸《かくさん》を構成するなど重要な働きをしています。

一般に、通常の低たんぱく食を実施していれば、リンをとりすぎることはありませんので、リンをことさらに制限する必要はありません。リンの摂取制限をする必要があるのは、腎不全の患者さん、透析《とうせき》療法を行っている患者さんなどです。

たんぱく質を含む食品はリンも多く、食品のたんぱく質含有量とリン含有量は正《せい》の相関関係にあります。したがって、**リン摂取を制限するにはたんぱく質を多く含む食品を制限する**必要があります。低たんぱく食では、摂取するリンの量も少なくなっています。

このほか、リンを多く含んでいるのは、いわしの丸干し、ししゃも、しらす干し、牛乳、ヨーグルト、チーズなどの乳製品です。

血清リン値が高い場合（6・0㎎／dL以上）、これらの食品を控えるようにします。必要に応じて、食事に含まれるリンを吸着する薬を服用することもあります。

## 腎機能の低下とともに血清カルシウムが低下

カルシウムは、食塩やカリウム、リンなどとちがって、腎機能の低下とともに不足しやすくなるミネラルです。カルシウムは、神経の興奮や筋肉の収縮、ホルモンの調節、血液凝固《ぎょうこ》など、生命を維持するために重要な働きをしています。

腎機能が低下すると、ビタミンDの活性化障害で吸収が低下するなどして、血清カルシウム値が低下してきます。さらに、低たんぱく食では必要量の約半分しか摂取できないとも考えられています。

血清カルシウム値が低下している場合は、カルシウム製剤を服用することもあります。

## ■ゆでるとカリウムが減る野菜

| 食品名 | カリウム値（mg/100g） | |
|---|---|---|
| | 生 | ゆで |
| カリフラワー | 410 | 220 |
| ブロッコリー | 360 | 180 |
| キャベツ | 200 | 92 |
| 小松菜 | 500 | 140 |
| 春菊 | 460 | 270 |
| ほうれんそう | 690 | 490 |
| なす | 220 | 180 |
| にんじん | 270 | 240 |
| 白菜 | 220 | 160 |

## ■ゆでてもカリウムがあまり減らない野菜・いも類

| 食品名 | カリウム値（mg/100g） | |
|---|---|---|
| | 生 | ゆで |
| 里いも | 640 | 560 |
| じゃがいも | 410 | 340 |
| 長いも | 430 | 430 |
| 枝豆 | 590 | 490 |
| グリーンピース | 340 | 340 |
| そら豆 | 440 | 390 |
| かぼちゃ | 450 | 430 |
| 大根 | 230 | 210 |
| たけのこ | 520 | 470 |
| とうもろこし | 290 | 290 |

（メディカ出版『透析ケア』より一部改変）

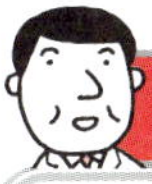

## ドクターアドバイス

**カリウム・リンに注意しましょう**

野菜は小さく切ってゆでるとカリウムが減りますが、中にはゆでてもほとんどカリウム量が変化しないものもありますので、注意してください。また、リン摂取を減らすためには、①たんぱく質をとりすぎない、②乳製品をとりすぎない、③しらす干し、ししゃも、いわしの丸干しなどをとりすぎない……ことを心がけてください。

MEMO

### 水分の制限は医師の指示に従って

水分を制限しなければいけないのは、むくみがひどい場合、腹水や胸水がたまった場合、透析療法を受けている場合……などです。塩分摂取と水分摂取は密接な関係にあり、塩分が多いと水分は制限できません。

透析療法を実施している患者さんで、ほとんど尿が出ない人では、きびしい水分制限が必要になってきます。水分摂取が多すぎると、1回の透析治療で体内の余分な水分を除くことができず、むくみ、体重増加、血圧上昇、胸痛、動悸《どうき》、息切れ、呼吸困難などの症状が起きることがあります。透析患者さんでは、水分は控えれば控えるほどよいということになります。

# うまくつきあいたい「外食とお酒」

**Point**
- いくつかのルールさえ守れれば外食もＯＫ
- ポイントは、低たんぱく、減塩、適切なエネルギー
- お酒もＯＫだが、飲みすぎはダメ

## 外食もお酒もときには楽しもう

「たまには外食を楽しみたい」「宴会が多いのだが、お酒はどれぐらいなら飲んでもいいのだろう」「旅行に行ったときには、どんな食事をすればいい？」……など、食事療法についてさまざまな疑問を持つ方は多いと思います。

慢性腎臓病の食事療法は、何カ月か行えばよいというものではありません。日常生活の中で無理なく進められるように、なかば習慣化させる必要があります。長つづきできるようにするためには、ときには非日常の時間を持つことも必要です。外食や旅行、お酒なども、ときには楽しみましょう。

## 要望を聞いてくれるなじみの店があるといい

外食では、どうしてもたんぱく質や塩分が多くなりがちです。また、脂質過多の料理も多く、肥満や動脈硬化の心配がある方はなおさら気をつけなければなりません。

外食では、次のようなことに気をつけましょう。ほんの少し注意をすれば、食べてはいけないものはありません。

**①塩分量表示の店を選ぶ**

最近では、エネルギー量や塩分量をメニューに表示してある店も増えています。さすがにたんぱく質量の表示はありませんが、それでも、塩分量がわかれば料理の選択に役立ちます。

**②なじみの店をつくる**

「塩分控えめに」「肉の量はほかの人の半分に」……など、要望を聞き入れてくれるなじみの店をつくりま

しょう。しょうゆをかけずに添えてくれるという配慮だけでも、塩分控えめにつながります。ステーキも、「こしょうだけで焼いてください」と頼んでみましょう。

### ③どんぶりものは避ける

親子どん、カツどん、天どんなどのどんぶりものは、すでに調理がなされていますので、自分で塩分量を調節することができません。また、たんぱく質量も多くなりがちですから、基本的にどんぶりものはおすすめできません。

てんぷらやカツが食べたい場合は、定食にします。定食であれば、自分でしょうゆやソースの量を調節することができます。ただし、漬物やみそ汁は残します。

### ④めん類は避ける

ラーメンのスープを飲み干した場合に摂取する塩分量は7〜10gにもなりますが、スープを残しても3・5g程度になります。そばやうどんでは、汁を飲むと4〜5・5gですが、汁を残しても2g程度になります。めん類を食べる場合は、必ず汁を残しましょう。しかし、それでも、1食でかなりの塩分量を摂取することになりますので、ひんぱんに食べるのは禁物です。

### ⑤クリームや卵に注意する

肉や豆腐などは一目見ただけで「たんぱく質が多い」と気づきますが、クリームソース、チーズソース、シチューなどの乳製品を使った料理、卵を使った料理などは、見逃してしまいがちです。外食をした日は、自宅で食べるたんぱく質の量に気をつけましょう。

### ⑥サラダではなくゆで野菜を選ぶ

生野菜にはカリウムが多く含まれていますし、マヨネーズやドレッシングには塩分がけっこう含まれています。野菜料理を選ぶ場合は、ほうれんそうのおひたしのように、ゆでることによってカリウム量を減らしたものにしましょう。

### ⑦残す勇気を持つ

どうしても食べたいものがあり、それが高たんぱく・塩分過多であるような場合は、はじめから「半分残す」と決めることも大切です。

## 旅行先の食事は「いつも通り」を心がける

旅行に行ったときには、3食すべてが外食になりますから、十分に気をつける必要があります。たんぱく質、塩分などは、外食をするときと同様に考えましょう。

旅行先では、ついハメをはずしがちになりますので、自戒の意味を込めて「これだけは守る」という項目を記したメモを持っていくのもよいでしょう。

旅館やホテルの中には、前もって

伝えておけばメニューに多少の注文を加えることができるところもありますので、旅行会社に問い合わせてみるとよいでしょう。

可能であれば、低たんぱく、高エネルギー、減塩、低リンなどの治療用特殊食品を持参し、配膳してもらいます。

ビュッフェスタイルの場合は、あれこれと食べるのではなく、自分が指示された食事内容に近づけるように料理を選びましょう。多く取りすぎた場合は、もったいないようですが、残す勇気も必要です。

## お酒の効用のみを活用し決して飲みすぎない

慢性腎臓病の患者さんにとって、アルコールは「絶対に飲んではいけない」というものではありません。ただし、飲みすぎは禁物です。

お酒を飲むときに気をつけたいことは、アルコールによる食欲増進効果です。胃液の分泌が促され、つい食べすぎにつながってしまいます。食欲が増すと、たんぱく質や塩分などの過剰摂取になる危険性もありますので、注意してください。

一方、食欲がないようなときは、食欲増進のためにお酒を前向きに活用するのもよい方法です。ただし、あくまでも適量を守るということを忘れないように。

お酒の適量は、純アルコール（エタノール）量20gが目安です。ビールなら500mL、日本酒なら1合（180mL）、ワインならグラス2杯（240mL）、焼酎なら半合（90mL）程度にとどめましょう。

## 肝臓病、糖尿病、高血圧は禁酒、あるいは節酒

お酒を飲んではいけない、あるいは飲み方に気をつけたほうがよい患者さんもいます。腎臓病だけでなく肝臓に疾患《しっかん》を抱えている方は、お酒は禁止です。

また、糖尿病性腎症の人、高血圧の人も、お酒の飲み方には十分に気をつけてください。

糖尿病では、お酒によって血糖コントロールが乱れる危険性があります。また、食事から摂取した脂肪の分解が遅れることによって脂肪肝が進むと、食後の血糖値が上がりやすくなるという弊害も生じ、膵臓の機能低下にもつながります。また、アルコールは低血糖の引き金にもなります。腎機能の低下によっては禁酒が必要な場合もありますので、主治医の指導に従ってください。

高血圧の人も、お酒は控えめにしましょう。アルコールによる血圧上昇は、腎臓へのダメージをさらに進めます。また、降圧薬の効果にも影響をおよぼすことがあります。

## ■外食に含まれる塩分量

| 料理名 | 塩分量（g） | 注意点 |
|---|---|---|
| そば類 | 4.0 ~ 5.0 | めん類の場合、汁を全部飲んだときの塩分量。汁を飲まない場合でも、食塩 2g は摂取している。 |
| うどん類 | 4.5 ~ 5.5 | |
| ざるそば類 | 3.5 ~ 4.0 | |
| ざるうどん類 | 3.5 ~ 4.5 | |
| ラーメン類 | 7.0 ~ 10.0 | 汁を飲まない場合でも 3.5g を摂取。 |
| 親子どん | 4.5 ~ 5.5 | 漬物、汁物は含まない。 |
| カツどん | 4.5 ~ 5.5 | |
| 牛どん | 3.5 ~ 4.5 | |
| うな重 | 2.5 ~ 3.5 | |
| チャーハン | 5.0 ~ 6.0 | スープは含まない。 |
| 中華どん | 4.0 ~ 5.0 | |
| 焼きそば | 4.0 ~ 5.0 | |
| 握りずし | 3.5 | つけじょうゆは含まない。ガリや汁物も含まない。 |
| ちらしずし | 5.0 | |
| カレーライス | 3.5 ~ 4.5 | 福神漬けは含まない。 |
| ピラフ | 2.5 ~ 3.5 | |
| スパゲッティ類 | 3.0 ~ 4.0 | |

（腎臓・代謝病治療機構）

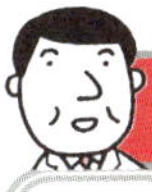

### ドクターアドバイス

**「外食は、残す勇気を持ちましょう」**

一口にどんぶりものといっても、うな重と親子どんでは、塩分の含有量が倍近くも異なります。また、握りずしとちらしずしも塩分量がずいぶんちがいます。ほんのわずかなことでも、積み重なれば大きなちがいとなってあらわれますので、なるべく塩分量の少ないものを選びましょう。残す勇気も必要です。

# 慢性糸球体腎炎の食事療法

**Point**
- 基本は、減塩、たんぱく質の制限、適正エネルギーの摂取の3つ
- コントロールの基準値は、腎機能によって異なる
- 血圧コントロールのために、減塩と肥満解消を

## 慢性腎臓病一般の食事方針

慢性腎臓病（CKD）では、食事療法が非常に重要な意義を持っています。

慢性腎臓病における食事療法の目的としては、以下のような点があげられます。

①腎臓の機能の低下を抑える。
②体内の食塩、水分、カリウム、リンなどの量や濃度を正常近くに維持する。
③窒素化合物などの老廃物による尿毒素が体内に蓄積するのを抑える。
④健全な日常生活活動ができるような栄養状態を維持する。

慢性腎臓病の食事療法の基準は、慢性糸球体腎炎、糖尿病性腎症、腎硬化症、多発性嚢胞腎などすべての慢性腎臓病を対象とし、糸球体濾過量（GFR）によるステージ（病期）ごとに内容が異なります（次ページ表参照）。

ただし、個々の推定エネルギー量は、年齢、性別、身体活動レベルなどによってちがってきます。

## 慢性糸球体腎炎の食事療法

わが国では、慢性糸球体腎炎の原因でもっとも多いのはIgA腎症です。IgA腎症では、約半数の患者さんで腎機能の低下が進み、腎不全へと進行するケースも多く見られます。特に、たんぱく尿が多い場合や、高血圧を合併している場合に腎機能が悪化しやすいといわれています。

慢性糸球体腎炎の食事療法の基本は、**減塩、たんぱく質の制限、適正エネルギーの摂取**です。

## ■成人の慢性腎臓病（CKD）に対する食事療法基準

| ステージ（病期） | エネルギー（kcal／kg／日） | たんぱく質（g／kg／日） | 食塩（g／日） | カリウム（mg／日） |
|---|---|---|---|---|
| ステージG1（GFR≧90） | 25～35 | 過剰な摂取をしない | 高血圧があれば3以上6未満 | 制限なし |
| ステージG2（GFR60～89） | 25～35 | 過剰な摂取をしない | 高血圧があれば3以上6未満 | 制限なし |
| ステージG3a（GFR45～59） | 25～35 | 0.8～1.0 | 3以上6未満 | 制限なし |
| ステージG3b（GFR30～44） | 25～35 | 0.6～0.8 | 3以上6未満 | ≦2000 |
| ステージG4（GFR15～29） | 25～35 | 0.6～0.8 | 3以上6未満 | ≦1500 |
| ステージG5（GFR＜15） | 25～35 | 0.6～0.8 | 3以上6未満 | ≦1500 |

※kgは、身長（m）×身長（m）×22で算出した標準体重
※GFRは糸球体濾過量（mL／分／1.73m$^2$）

（日本腎臓学会『慢性腎臓病に対する食事療法基準2014年度版』より）

　ただし、前述したように、腎機能により制限の程度が異なってきますので、主治医や管理栄養士と十分に相談することが大切です。

　腎機能の程度が軽度（糸球体濾過量60mL／分以上）であり、尿たんぱくが少なく（0・5g／日未満）、進行がほとんど見られないような場合は1日6g未満の食塩コントロールだけを行います。たんぱく質を厳しくコントロールする必要はありません。

　とはいえ、たんぱく質のとりすぎは腎臓にとって決してよいことではありません。肉や卵を大量に食べるような生活は慎みましょう。食品成分表を手元に置き、1日にどれぐらいのたんぱく質をとっているのかを計算してみると、自然に摂取たんぱく質の量の見当がつくようになりますので、ぜひ試してみてください。

　一方、腎機能の低下は軽度でも、むくみや血圧の上昇が認められるよ

うな場合は、さらに食塩の摂取量を減らす必要があります。

これに対して、糸球体濾過量が59mL/分以下に低下し、症状の進行が認められる場合は、たんぱく質制限が加わります。糸球体濾過量の値だけでなく、尿たんぱくの排泄量によってもたんぱく質コントロールの基準値は異なりますので、主治医や管理栄養士の指示に従ってください。

低たんぱく食にした場合は、炭水化物や脂質を増やして、エネルギー不足にならないように注意します。低たんぱく・高エネルギーの治療用特殊食品も活用しましょう。

カリウム、リンなどの摂取量は腎機能によって調整します。

## 肥満を解消すると血圧が安定してくる

慢性糸球体腎炎の進行を遅らせるためには、**血圧のコントロールが大変重要**になります。減塩に努めることに加えて、肥満気味である場合は肥満解消を心がけます。体重が減少すると、血圧も下がってきます。

1日に必要なエネルギー量は、性別や年齢、活動強度などで決まります。肥満を解消しながら、エネルギー不足にならないようにするにはどうするか……医師や管理栄養士と十分に話し合うことが大切です。

### ■急性糸球体腎炎の食事療法

急性糸球体腎炎は、成人では慢性化することが少なくありません。食事療法の目的は、急性期を早急に脱して回復させるため、そして慢性糸球体腎炎に移行しないようにするためです。

一般的に、急性期は数日から1週間ほどで、ほとんどの場合、1年以内に治癒します。急性期には入院が必要です。この時期には高度の腎機能の低下がありますので、エネルギー不足にならないように注意しながら、たんぱく質の摂取制限を行います。不足しがちなエネルギーは、炭水化物や脂質で補います。

急性期には、腎機能の低下で体内にナトリウムがたまるために、むくみが生じます。また、血圧の上昇は腎機能のさらなる低下をもたらしますので、塩分の制限が行われます。

回復期から治癒期にかけては、しだいに腎機能が回復してきます。尿量が増加し、むくみも消え、血圧も正常に戻ってきます。無理をすると慢性糸球体腎炎に移行する危険性がないとはいえませんので、食事療法もつづけて行っていきます。

この時期には、たんぱく質の摂取制限はゆるくなりますが、とりすぎには気をつけてください。塩分もしだいに摂取できる量が増えてきますが、できれば1日に3~5g程度を目標にします。むくみがとれたら食塩制限はなくなります。

# 糖尿病性腎症の食事療法

**Point**
- 糖尿病になっても、腎症を発症させないことは可能
- ポイントは、高血糖と高血圧を改善すること
- 内臓脂肪型肥満を解消することも大事

## 血糖値が高いと合併症が出現する

糖尿病性腎症は糖尿病の3大合併症の一つです。糖尿病は、慢性的に血糖値が高くなる病気です。そして、血糖値が慢性的に高くなることで体にさまざまな障害が起きる病気です。血糖値の数字は「体に生じる危険性」を知るための目安ということになります。血糖値が高ければ高いほど、その期間が長ければ長いほど、さまざまな弊害が生じてきます。

しかし、糖尿病になった人のすべてに腎症が発症するわけではありません。

## 高血糖と高血圧の解消で腎症は予防できる

糖尿病性腎症を予防するためには、血糖値と血圧のコントロールがもっとも重要です。生活習慣の積み重ねと遺伝的素因から発症する2型糖尿病では、食生活の乱れが発症につながるケースが大半です。それまでの生活を振り返り、よくない点を一つずつ改めていきましょう。

糖尿病性腎症を発症させる危険因子は、高血糖、高血圧、遺伝因子の3つだと考えられています。遺伝因子を別にすれば、高血糖と高血圧は努力によって改善できる症状です。肥満傾向であれば、なおさら、この2つの危険因子を回避する方向にシフトしてください。

### 高血糖と高血圧を改善する食事のポイント

①過食を避ける
②栄養がかたよらないようにする
③3食、規則正しく食べる
④3食の量をほぼ同じにする
⑤食事の間隔は4時間以上あける

⑥ゆっくり食べる
⑦塩分を控える

## 内臓脂肪を減らすと糖尿病も腎症も防げる

肥満は、糖尿病を進行させるだけでなく、腎臓にも大きな負担をかけます。

肥満には、皮下脂肪の多いタイプと内臓脂肪の多いタイプがありますが、**よくないのは内臓脂肪の多いタイプ**です。

内臓脂肪は、①インスリンの働きを悪くして血糖値を上げる、②血液中の中性脂肪を増やして動脈硬化を促進させる、③血圧を上げる物質が増える……など、さまざまな弊害をもたらします。食生活の改善で、内臓脂肪を減らしましょう。

## 糖尿病の食事療法と腎症の食事療法のちがい

糖尿病の食事療法では、**①標準体重に見合った適正なエネルギー量をとる、②栄養バランスのよい食事をとる、③規則正しい食習慣を維持する**……という3点が基本です。炭水《たんすい》化物《かぶつ》50～60％、脂質20～25％、たんぱく質15～20％の割合になるように、原則として『糖尿病食事療法のための食品交換表』を用いながら食事を組み立てていきます。

ところが、腎症が発症すると、糖尿病と腎症という2つの病気をコントロールする必要があります。糖尿病治療のための食事療法では、「血糖値を上昇させる炭水化物をとりすぎない」という指導が行われますが、腎症が第4期にまで進行した場合は、「窒素《ちっそ》を含んだ老廃物が増えないように、たんぱく質はとりすぎない」という指導に変わります。

そのため、「減らしたたんぱく質分のエネルギーを補うために、炭水化物を増やしてください」と指導されます。

3大栄養素の摂取比率は、炭水化物60～70％、脂質20～25％、たんぱく質6～9％が目安です。

また、腎症の人にとっては、食塩の制限がもっとも重要です。食塩の摂取過剰は高血圧やむくみの原因となり、腎症を悪化させます。食塩の摂取量は1日6g未満にコントロールすることが世界的な目標です。低塩・低たんぱく質による食事療法により、透析療法の開始を長期にわたり延期することが可能です。

透析療法を行う時期になっても、食事療法のポイントは大きく変わるわけではありません。たんぱく質は、やはりとりすぎないように注意しましょう。また、尿量が減るにしたがって、水分の摂取制限が加わりますので、腎不全期と同様に、塩分摂取のコントロールは必要です。

## ■糖尿病性腎症の病期別食事療法（目安）

| 病期 | 症　状 | 1日あたりの摂取量 | | | |
|---|---|---|---|---|---|
| | | 総エネルギー（kcal／kg／日） | たんぱく質量（g／kg／日） | 食塩（g／日） | カリウム（g／日） |
| 第1期（腎症前期） | | 25 ～ 30 | 摂取エネルギー量の20%以下 | 高血圧なら6g未満 | 制限しない |
| 第2期（早期腎症期） | 微量アルブミン尿検査が陽性。人によっては血圧が上がりはじめる | 25 ～ 30 | 摂取エネルギー量の20%以下 | 高血圧なら6g未満 | 制限しない |
| 第3期（顕性腎症期） | たんぱく尿検査が陽性。血圧が上昇<br>腎不全に近づくと、むくみが出はじめる | 25 ～ 30（腎不全に近い場合は25~35） | 0.8~1.0（腎不全に近い場合は0.6~0.8） | 6未満 | 制限しない（高カリウム血症なら2未満） |
| 第4期（腎不全期） | たんぱく尿、高血圧、むくみや貧血などの尿毒症の症状。心不全の危険性も | 25 ～ 35 | 0.6~0.8 | 6未満 | 1.5 未満 |
| 第5期（透析療法期） | | 透析に対応した食事療法 | | | |

※総エネルギーの単位は体重（実際の体重ではなく、標準体重）1kgあたりのキロカロリー。
※第3期以降のたんぱく質の単位は標準体重1kgあたりのグラム数。

（「厚生労働省糖尿病調査研究報告書」他から　一部改変）

MEMO

### 腎症発症で変更になる糖尿病薬

腎機能が低下してくると、薬の成分が尿の中に排泄されにくくなります。そのため、経口《けいこう》糖尿病薬の種類によっては、服用している薬が蓄積されて効果が過剰にあらわれ、低血糖が起きる場合があります。また、腎症のために血糖値が自然に下がってくることもあります。

そこで、第3期（顕性腎症）に入ったあたりの段階で薬の変更を行うことが多くなります。経口糖尿病薬の種類を変えたり、インスリン療法に切りかえたり、場合によってはそれまで行っていたインスリン療法を中止したりすることもあります。腎不全になると、低血糖・高血糖ともに起こりやすくなりますので、血糖コントロールがむずかしくなることもあります。

# ネフローゼ症候群の食事療法

**Point**
- むくみの治療は食塩制限が基本
- 最近では、たんぱく質制限食が主流
- 血中脂質異常に対しても、食事療法が必要

## たんぱく質の制限により腎臓の保護をはかる

ネフローゼ症候群は、たんぱく尿が大量に出て、血液中のたんぱく質が減少している状態のことです。高度のむくみが生じます。

以前は、失われたたんぱく質を補うために、高たんぱく食がすすめられていました。しかし、摂取した多量のたんぱく質が分解されることによって生じる窒素《ちっそ》化合物が、糸球体や尿細管に多大な負担をかけ、かえって腎機能の低下を早めるということがわかりました。

そのため、現在ではたんぱく質の摂取を減らす食事療法が行われています。

## 病気のタイプによりたんぱく質制限が異なる

ネフローゼ症候群には、薬剤による治療の効果が明確にあらわれるタイプと、そうではないタイプがあります。薬剤への反応がよいのは微《び》小変化《しょうへんか》型ネフローゼで、このタイプでは基本的にたんぱく質の制限は行いません。

たんぱく質の摂取制限を必要とするのは、薬剤を用いてもあまり効果があらわれないタイプのネフローゼ症候群です。少量のたんぱく質でも栄養的な価値が上がるように、アミノ酸スコアの高い良質のものを選ぶことが大切です。3食のどれかにかたよらないように、1日のうちでバランスよくとります。

## 高度のむくみがある場合は塩分と水分の制限も加わる

むくみが生じている場合は、塩分の摂取制限が必要です。しかし、副

## ■飽和脂肪酸と不飽和脂肪酸

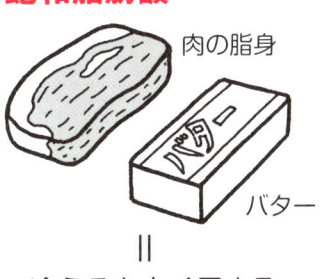

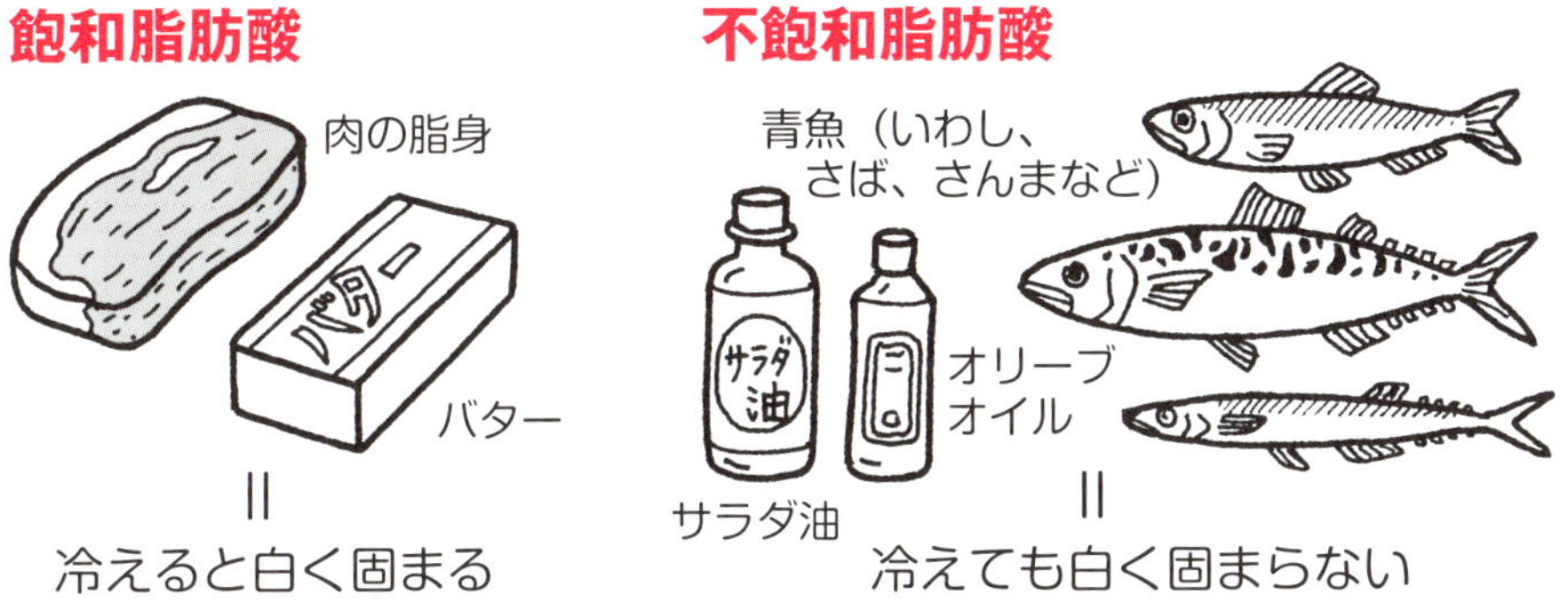


腎皮質ステロイドや利尿薬などを使用している場合は、あまりきびしく塩分制限をすると低ナトリウム血症、低カリウム血症などを引き起こすこともありますので、医師や管理栄養士の指導に従ってください。不足するカリウムを補うために、野菜やいも類を積極的に食べるように指導される場合もあります。

高度なむくみが認められる場合は、1日に食塩を3g程度に制限するだけでなく、水分摂取にも制限が加わります。むくみが改善されると、食塩の制限はゆるやかになります。

## 植物油や食物繊維は血中脂質の減少に有効

ネフローゼ症候群は脂質異常症をともないますので、肉類や魚類を食べるときには、なるべくコレステロールの少ないものを選ぶようにします。特に肉の脂身はとりすぎないように注意しましょう。

脂質には肉のような動物性脂肪に多く含まれる飽和《ほうわ》脂肪酸と、魚類や植物油に多く含まれる不飽和脂肪酸があります。脂質異常症を進行させないためには、**飽和脂肪酸を控え、不飽和脂肪酸をとる**ことがすすめられます。調理には植物油を使用しましょう。

なお、血中の脂質を減らすためには、こんにゃく、昆布、ひじき、いちごなどに豊富に含まれる**水溶性の食物繊維**をとることも大切です。これらの食物繊維には、コレステロールや食塩、糖分などの吸収を抑える働きがあります。

低たんぱく食を実施している場合は、適正で十分なエネルギーをとることも重要です。穀類、いも類、砂糖、油脂などで、必要なエネルギーを補給します。

# 慢性腎不全の食事療法

Point
- 目的は、腎機能の低下と尿毒症の進行を抑えること
- 食事療法で透析療法の導入を遅らせることができる
- 減塩、低たんぱく、適正エネルギーが基本

## 腎機能の低下を抑え透析療法の導入を遅らせる

慢性腎臓病（CKD）では、腎機能の低下を糸球体濾過量《しきゅうたいろかりょう》（GFR）によって6つのステージに分けています。腎不全とは、腎臓がそれまではたしてきた役割をほとんど行えなくなった状態のことで、**腎機能が正常の15％未満に低下した状態**をさします。慢性腎臓病のステージ分類では、**ステージG5**に相当します。

慢性腎不全の食事療法の目的は、腎機能のさらなる低下を防ぐことと、排泄されない老廃物によってもたらされる尿毒症《にょうどくしょう》の進行を抑制することです。適切な食事療法を行うことで、透析療法への移行をできる限り遅らせるようにしましょう。

## 良質のたんぱく質を上手にとる

食事療法の基本は、減塩、低たんぱく食、適正エネルギーです。腎不全に至る前の段階から、残された腎機能に応じて徐々に食事療法がスタートしているはずですが、血清《けっせい》クレアチニン値、1日に排泄される尿たんぱくなどの定期検査の数値を参考にして、コントロールの基準を決めていきます。

1日にとるたんぱく質は、標準体重1kgあたり0・6〜0・8gにコントロールしましょう。体重60kgの場合、36〜48gです。卵1個（Mサイズ50g）には6・2g、豚ヒレ肉100gには18・1g、まぐろの赤身100gには26・4gのたんぱく質が含まれています。

たんぱく質摂取総量の60％以上を動物性たんぱく質から摂取するようにすると、アミノ酸スコアを100

## ■保存的食事療法

腎臓の働きが正常の30％程度以下（ＣＫＤステージ４および５）での人工透析導入の阻止・遅延をめざす保存療法においては、食事療法が治療の中心的な役割をはたします。この食事療法の基本は、①食塩コントロール、②たんぱく質コントロール、③適正エネルギー量の摂取です。このような食事療法を行うことで、透析導入直前にまで腎機能が低下していても、その後、長期にわたり進行停止の状態で透析導入を遅延できることが明らかになっています。

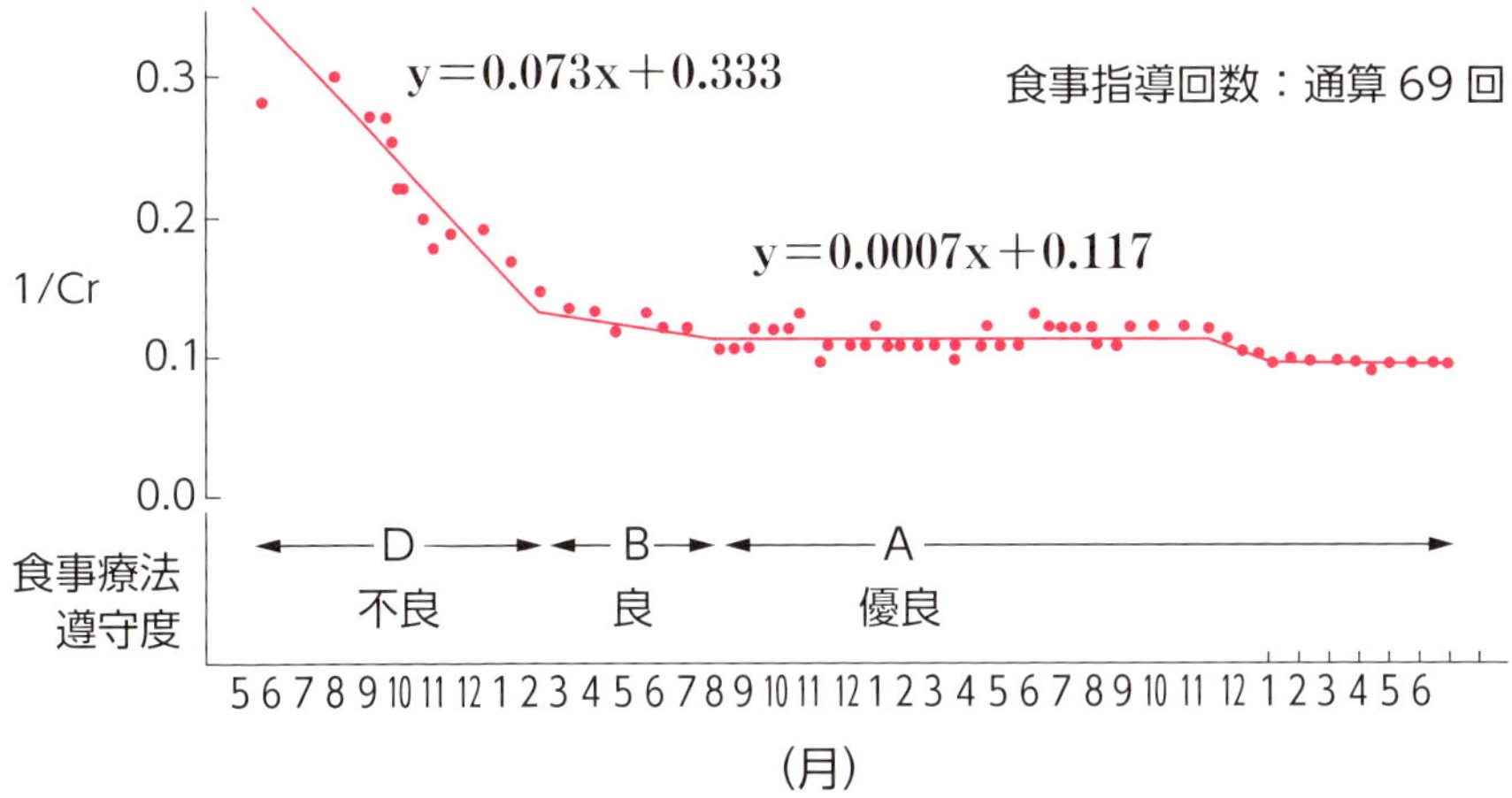


低塩・低たんぱく食の遵守《じゅんしゅ》により2年間にわたり透析への進行が著しく抑制された高度腎臓機能障害（血清クレアチニン9.0mg／dL）の症例（55歳、男性、糖尿病性腎不全）

（中尾俊之編著『知りたいことがよくわかる　腎臓病教室　第４版』より一部改変）

に維持できます。食品成分表、腎臓病食品交換表を参照してください。

**摂取エネルギーは、多すぎても少なすぎても、不適切です。**とはいえ、低たんぱく食を実行している場合、エネルギーのとりすぎはほとんどありません。問題なのはエネルギー不足です。摂取エネルギーが不足すると、せっかく行っているたんぱく質制限がムダになってしまいます。また、栄養障害を起こす原因にもなります。指示された量をとれるように工夫しましょう。

3食で指示されたエネルギーがとれない場合は、たんぱく質を含まない補食《ほしょく》（おやつ）を組み合わせます。卵や乳製品を含むおやつはたんぱく質の過剰摂取につながりますので避けます。

塩分の摂取量は、1日に3g以上6g未満が基準となっています。カリウム制限が必要な場合もあります。

## おやつ　　　　夕食

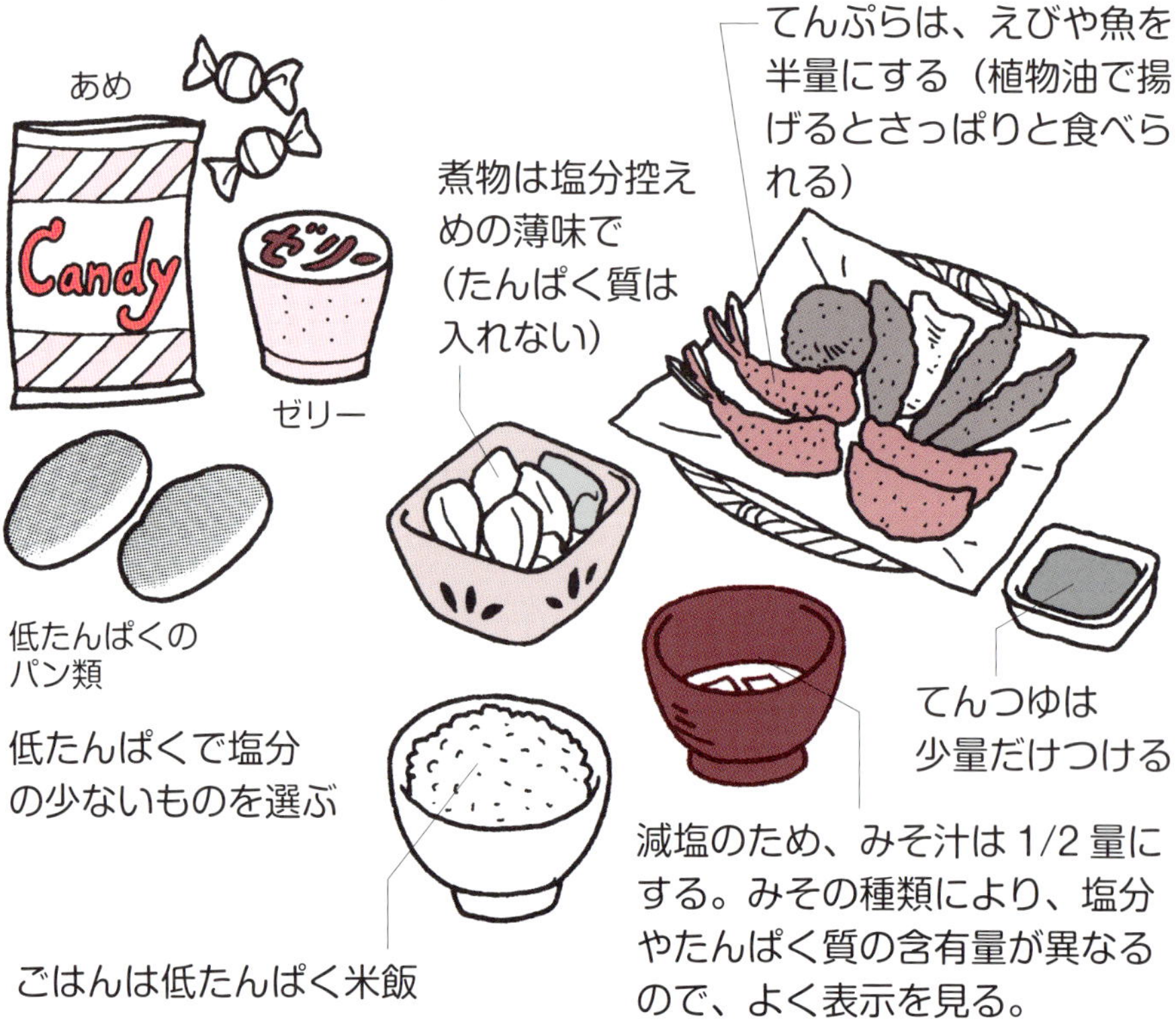

あめ
Candy
ゼリー
ゼリー
低たんぱくのパン類
低たんぱくで塩分の少ないものを選ぶ
煮物は塩分控えめの薄味で（たんぱく質は入れない）
てんぷらは、えびや魚を半量にする（植物油で揚げるとさっぱりと食べられる）
てんつゆは少量だけつける
減塩のため、みそ汁は1/2量にする。みその種類により、塩分やたんぱく質の含有量が異なるので、よく表示を見る。
ごはんは低たんぱく米飯

**MEMO**

### 1日の水分出納《すいとう》量と不感蒸泄《ふかんじょうせつ》

健康な成人が1日に摂取する水分量は、平均で約2000mLです。飲料水が1000mL、食物中の水分が800mL、摂取した食物中の栄養素が体内で酸化されるときに生じる水分が200mLです。

これに対して、排泄《はいせつ》される水分も平均して2000mLです。尿が1000mL、便が200mL、汗が100mL、そして残りが不感蒸泄です。

不感蒸泄というのは、吐く息の中に含まれている水蒸気、感知できない程度に皮膚から蒸発している水分などのことです。寒いときに、息が白くなるのも不感蒸泄です。

平熱で室温が28℃のとき、1日の不感蒸泄は約15mL／kgです。体温が1度上がると不感蒸泄は15％増えます。

## ■食事療法のポイント

**朝　食**　　　　**昼　食**（市販のお弁当）

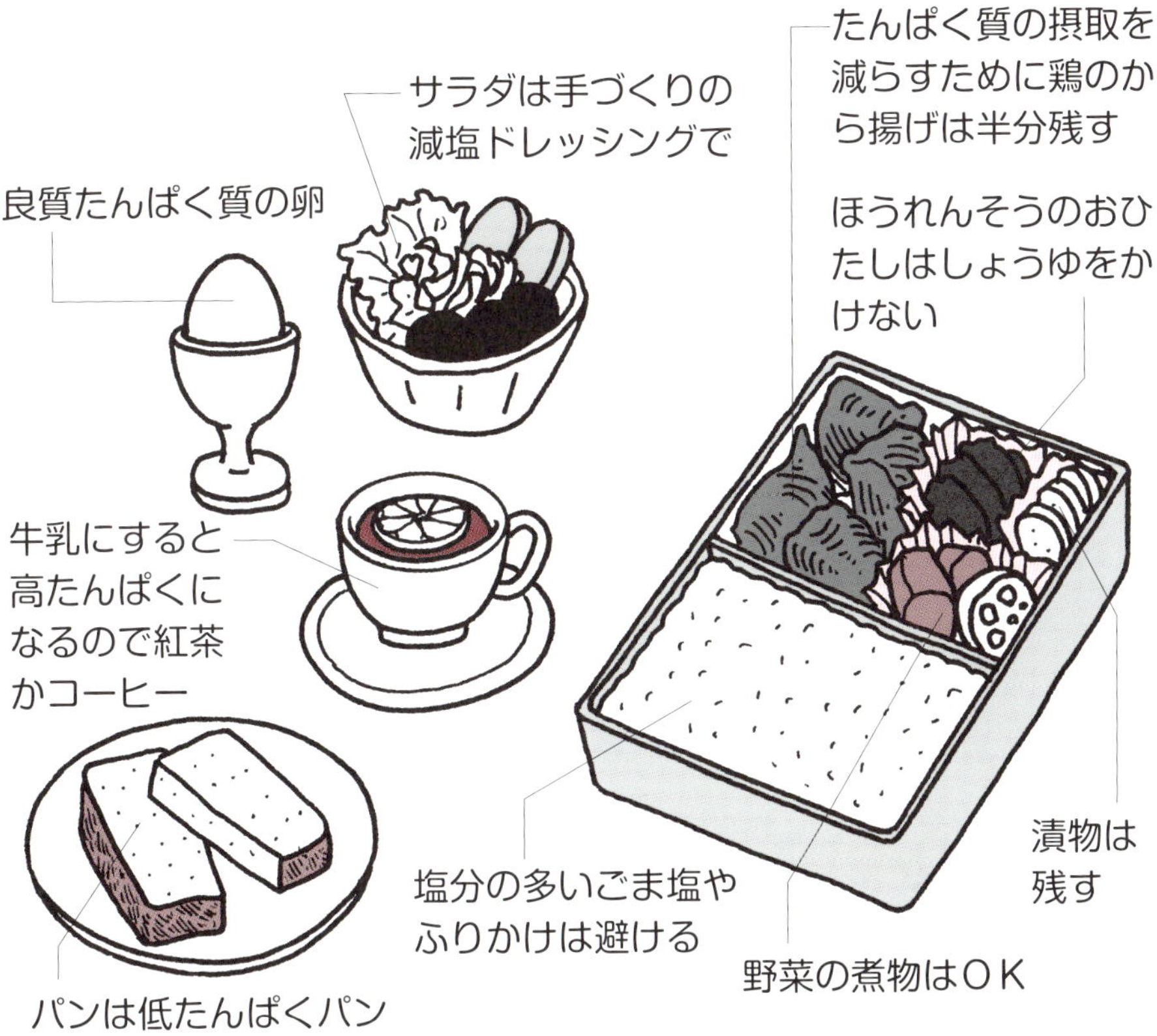
良質たんぱく質の卵
サラダは手づくりの減塩ドレッシングで
牛乳にすると高たんぱくになるので紅茶かコーヒー
パンは低たんぱくパン
たんぱく質の摂取を減らすために鶏のから揚げは半分残す
ほうれんそうのおひたしはしょうゆをかけない
漬物は残す
塩分の多いごま塩やふりかけは避ける
野菜の煮物はＯＫ

MEMO.

### 治療用特殊食品

エネルギー不足にならずに低たんぱく食にするには、治療用特殊食品を有効に活用します。

**■低甘味ブドウ糖重合体製品**

甘さは砂糖の1／7〜1／3で、たんぱく質をまったく含みませんが、エネルギー量は砂糖と同じです。

**■中《ちゅう》鎖《さ》脂肪酸製品**

エネルギーアップのために使用しても胃にもたれず、消化吸収も良好です。ただし、炒めものや揚げものには使えません。

**■でんぷん製品**

小麦ととうもろこしのでんぷんを使っており、たんぱく質がほとんど含まれていません。

**■たんぱく質調整食品**

たんぱく質が通常食品の30％以下に調整された米飯、小麦粉、めん類など。レトルトタイプもあります。

# 透析療法期の食事療法

Point
● 食事療法の目的は、体内の過剰な貯留を回避するため
● たんぱく質のコントロール量は、透析を行う回数による
● 食塩と飲水は「できるだけ少なく」というのが大原則

## 透析療法にともなう合併症を食事療法で防ぐ

末期腎不全によって腎機能がほとんどなくなった状態では、腎臓のかわりに機械を用いて血液の浄化を行わなければなりません。

血液透析を行うと、体内にたまっていた食塩や水分、老廃物、カリウム、リン、酸などをほぼ正常レベルまで改善させることができます。しかし、透析終了から次の透析までの間での飲食により、再びたまってきます。体内の過剰な貯留を回避するためには、食事療法が重要になります。

適切な食事療法で尿毒症の原因になる老廃物をできるだけ少なくし、水分や電解質の摂取を調整することで体内の環境ができるだけ一定に保たれるようにします。

## たんぱく質のコントロール量は透析回数による

腎機能が徐々に低下して腎不全の状態になると、透析療法を行う準備に入ります。透析療法がスタートすると、たんぱく質のコントロール量は、透析を行う回数（頻度）や残存腎機能の有無で異なってきます。

血液透析を1週間に3回行うとすれば、たんぱく質摂取量は、男性60g／日、女性50g／日と、健常者なみにとることができます。もし、透析回数を少なくしておきたいということなら、腎不全期と同様にたんぱく質摂取量をコントロールすることが必要です。

## エネルギーは十分に摂取し、食塩、カリウム、リンを控える

エネルギーの摂取目標は、腎不全

期と同じです。エネルギー摂取量が不足すると、しだいに「やせ」の傾向があらわれてきます。活動力や抵抗力を低下させないためにも、適正なエネルギーをとるように心がけます。

塩分の摂取量は、**1日に6g未満を目標**とします。塩分をとると、のどが渇いて飲水量が多くなり、体に水分が貯留し、1回の透析では除去できなくなりますので、とりすぎは禁物です。これは、腹膜透析《ふくまく》透析（152ページ参照）でも同じです。

カリウムは透析治療によって取り除くことができますが、一定以上の量をとらないようにしましょう。たとえば、月、水、金と週3回透析を行う場合、非透析日の火、木、土、日に血清カリウム値が高くなり、不整脈を起こす引き金になることがあるからです。ただし、腹膜透析では、高カリウム血症がない限り、制限はありません。

リンは、健康であれば食事から摂取した量と排泄される量がほぼ一致しているのですが、腎機能が失われると血液中のリンの濃度が高くなります。非透析日に高リン血症をきたさないように、摂取量の制限を行います。

## 水分を多量にとると心臓の負担が大きくなる

透析治療をつづける中で、もっとも気をつけなければならないのが水分摂取です。

体内の水分は、尿量を調節するという腎臓の働きによってバランスが保たれています。しかし、腎不全になると尿が出なくなり、体内に過剰な水分がたまってきます。

透析治療では、体にたまった老廃物とともに水分も取り除きますが、1回の治療で安全に取り除ける水分は1500～2000mL程度です。次回の透析日までにこれ以上の水分がたまると、1回の透析治療ではすべて取り除くことができず、心臓や血管にかかる負担を大きくしてしまいます。

そこで、1日にとることができる水分量に制限が加わることになります。「**水分摂取量はできるだけ少なく**」というのが、一般的な透析療法のルールです。

水分量を抑えるには、食塩摂取量をコントロールしなければ不可能です。

## 透析と透析の間に体重をあまり増やさない

透析療法を開始すると、**ドライウエイト**という言葉を耳にします。これは、「これ以上、水分を抜くと脱水症となる体重」という意味です。

さまざまな検査によって、患者さ

## ■透析間体重増加（水太り）を防ぐためのワン・ツーステップ

### ステップ1　まずは塩分の摂取を減らす

塩分をとると、のどが渇き、自然に水分をとりたくなります。

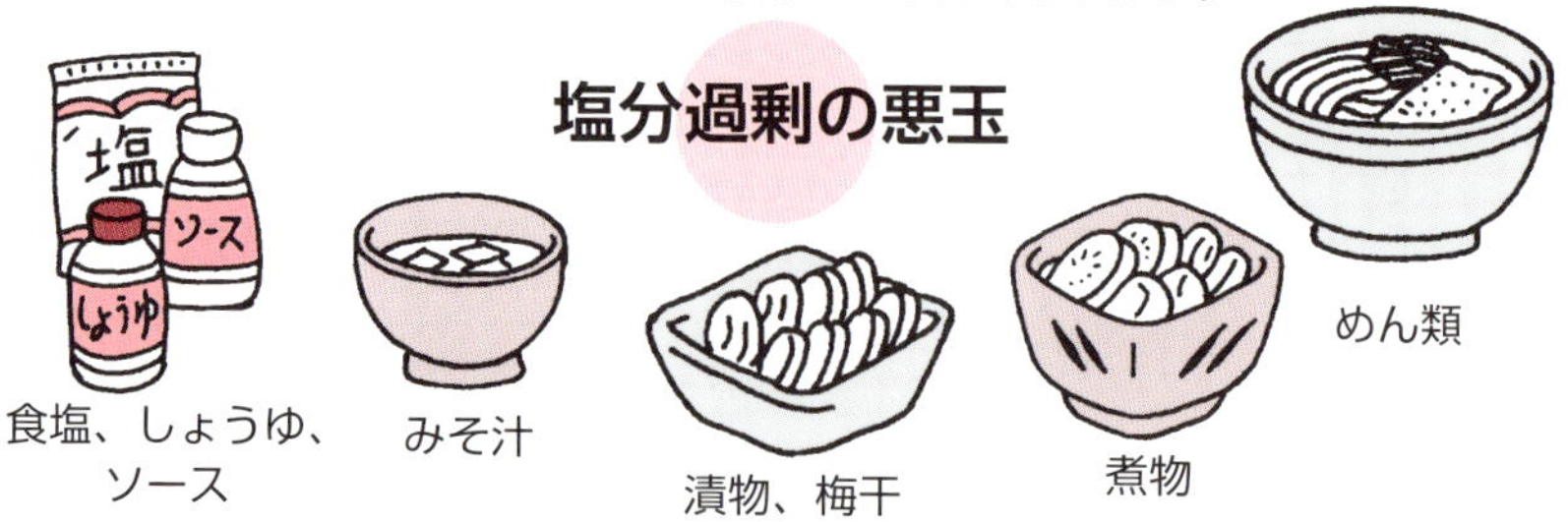


### ステップ2　余計な水分の摂取を避ける

水分をとりすぎると、自然に塩分をとりたくなります。塩分をとると、さらに水分をとりたくなります……こうして悪循環となります。

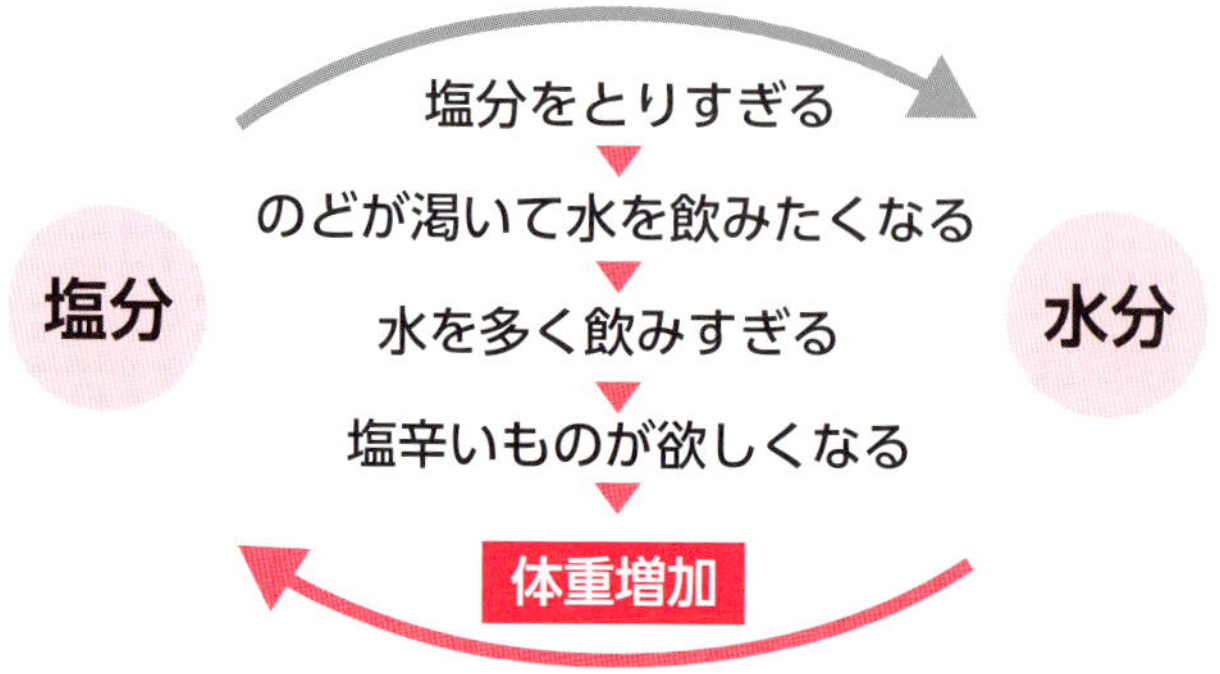


んにふさわしいドライウエイトが決められます。透析と透析の間には水分がたまり、体重が増えますので、透析によって適正なドライウエイトに戻します。

透析から透析までの体重増加は、**ドライウエイトの5％以内**に抑えます。

つまり、これが次回の透析までに水分をとれる量の限界ということになります。

水分をたくさんとりすぎると、心不全などの合併症を引き起こす原因になりますし、透析中の血圧低下によりショック状態におちいることすらあります。透析治療を長く安全につづけるために水分制限はしっかり守りましょう。

くり返しますが、水分制限をするには、食塩摂取量をコントロールすることが必須です。

# 第6章

# 腎臓を守るための薬の知識

# 薬物療法をはじめるにあたって

**Point**
- ●腎臓病に用いる薬は、病態を改善するのが目的
- ●薬は、指示された用法・用量を守って飲む
- ●副作用があらわれた場合はすぐに医師に報告する

## 病態を改善して症状の悪循環を断ち切る

腎臓病の治療では、患者さんの腎臓の状態や合併症などに応じてさまざまな薬が用いられます。薬物療法は、食事療法や生活管理とともに、腎臓病の治療に欠かせない3本柱の一つです。

薬物治療には、「原因療法」と「対症療法」があります。

原因療法は、症状や疾患の真の原因となっているものを排除するために行う治療です。腎臓病の薬物治療では、残念ながら、このように原因そのものを取り除ける薬物療法はまだ不十分です。一部のネフローゼ症候群では、副腎皮質ステロイドを服用するだけで治癒《ちゆ》する例もあります。

腎臓の薬物療法の大半は、対症療法です。対症療法は、病気によってあらわれている病態を軽くするための薬物療法です。原因そのものを完全に取り除けるわけではありませんが、病態を改善することで、症状の悪循環を断ち切ることが可能になります。

## 効果を上げるために用量・用法を守る

服用した薬は、血液中に入り（吸収）、血液の流れに乗って体の各部分に広がり効果を発揮したあと（分布）、肝臓や腎臓で分解（代謝）されて無毒化されます。肝臓で分解されたものは胆汁として便の中に排泄《はいせつ》されます。一方、腎臓で濾過《ろか》されたものは尿の中に排泄されます。

大部分の薬は肝臓で分解（代謝）されます。一部の薬が腎臓で分解・排泄されますが、腎機能が低下して

いると、血液中の薬の濃度がずっと高いままに保たれ、さまざまな毒性があらわれる場合があります。

薬を服用する際は、用量・用法を守ることが重要です。「飲み忘れたから朝の分を昼にいっしょに飲もう」「昼の薬を飲むのが夕方になってしまったけど、夜の薬はいつもの時間に飲もう」というようなことをすると、有効性が低くなったり、副作用が出やすくなってしまいます。

医師は、患者さん一人一人の病状に応じて薬を調整していますので、医師の指示通りの量を、指示された時間に、指示された方法で服用してください。

ただ、うっかりして飲み忘れることはだれにでもあることですから、その場合の注意をあらかじめ聞いておくとよいでしょう。薬によっては、多少増量しても問題ないものもありますし、決して増量してはいけないものもありますので、お薬手帳（71ページ参照）にその旨を記しておくと安心です。

## 勝手に増量したりやめたりするのは厳禁

副作用について、簡単に説明しておきましょう。薬には必ず作用と副作用があります。効果が出ると同時に、場合によっては好ましくない症状もあらわれてきます。薬を処方された場合は、副作用についてもきちんと説明を受けておきましょう。

副作用は、服用後にすぐにあらわれるものもありますし、数日後、数週間後、数カ月後にあらわれるものもあります。何らかの異常を感じた場合は、すぐに医師に報告しましょう。薬の量を調節したり、飲む間隔を変更するなどして、できるだけ副作用を少なく、かつ作用を大きくする方法を見つけていくのは、医師と患者さんの共同作業です。

**もっともしてはいけないのは、無断で薬をやめたり、量の増減をしたりすること**です。かえって症状を悪化させてしまうケースもありますので、気をつけてください。

## 市販薬を用いるときは医師や薬剤師に相談

腎臓病の患者さんにとって、できれば使用しないほうがよい薬があります。市販の薬を用いる場合は、医師、あるいは薬剤師に相談したほうが安心です。

注意したいのは、非ステロイド性消炎鎮痛薬（痛み止めやカゼ薬）、抗菌薬、高尿酸血症薬、H2受容体拮抗薬（H2ブロッカー：胃潰瘍や慢性胃炎の治療薬）などです。腎機能を低下させる危険性もありますので、使用する場合は必ず医師に相談してください。

# 治療効果の高い「副腎皮質ステロイド」

**Point**
- ●腎臓に生じた炎症を鎮め、免疫を正常に戻す
- ●当初は多めに用い、しだいに使用量を減らしていく
- ●量を減らすことで副作用を抑えることは可能

## ネフローゼ症候群ではステロイド薬が効果的

腎炎やネフローゼ症候群などの治療でよく使われる薬が副腎皮質ステロイドです。

慢性糸球体《しきゅうたい》腎炎には、障害される部位によっていくつかのタイプがありますが、微小変化型ネフローゼ症候群、巣状《そうじょう》糸球体硬化症などでは副腎皮質ステロイドを用いた治療が効果を上げています。

また、特に炎症の強い慢性糸球体腎炎、腎機能の低下が急速に生じる腎炎、膠原《こうげん》病の一種である全身性エリテマトーデスによって起きるループス腎炎などでも、この薬が用いられます。

## 炎症を鎮めるとともに免疫機構の調整も行う

副腎皮質ステロイドは、腎臓の上に位置する副腎から分泌されるコルチゾールというホルモンを合成したものです。コルチゾールは体にストレスが加わると分泌され、ストレスから体を防御する役割をはたしています。

腎臓病の治療では、副腎皮質ステロイドの持つ抗炎症作用と免疫抑制作用が利用されます。

腎炎というのは、その名の通り、何らかの原因で腎臓に炎症が起きている状態のことです。炎症は、異物の侵入や組織の障害など、私たちの体にとって好ましくないような事態が発生したときに、免疫機構が引き起こす反応の一種です。**副腎皮質ステロイドは、炎症を鎮めるとともに、免疫機構にも働きかけ、自分自身の体を攻撃しないように調整を行います。**

## しだいに量を減らしていき最小限の量を飲みつづける

副腎皮質ステロイドでの治療は、一般的には「使いはじめの1～2カ月は多めに用い、効果を確かめながら徐々に量を減らしていく」という方法で行います。投与量が多いと免疫抑制作用が十分に発揮され、量が少ないと免疫抑制作用よりも抗炎症作用のほうが主になります。

副腎皮質ステロイドは、**副作用の多い薬**なので、ずっと使いつづけるわけにはいきません。そのため、ある程度の期間に限定して使われます。

治療を開始してすぐにたんぱく尿やむくみが消えたとしても、服用をつづけます。ただし、さまざまな検査を行いながら、薬の量をしだいに減らしていき、「現在の状態を維持できる」という最小限の量を見きわめます。これを**維持量**といいます。基本的に、維持量の薬を1年ぐらい服用することが多いようです。

一方、ループス腎炎や急性進行性糸球体腎炎症候群などの急性期には、静脈から副腎皮質ステロイドを大量に投与する方法がとられることもあります。これを**パルス療法**といいます（59ページ参照）。

## 勝手に薬をやめると再発する危険性もある

副腎皮質ステロイドの副作用についてもお話ししておきましょう。使用しはじめたころにあらわれやすいのが**ムーンフェイス**です。顔が丸くなるのですが、これは薬の量が減るにつれておさまってきますので、心配はいりません。

この薬の副作用は、多くの量を使うほど、また長い期間にわたって使うほど強くあらわれる傾向があります。感染症を起こしやすい、消化管に潰瘍ができやすい、骨がもろくなりやすい……などの副作用があらわれることがあります。

副腎皮質ステロイドを使うとどのような副作用が出るのか、現在ではほとんどわかっています。そのため、医師は患者さんの状態を観察しながら量の増減をしたり、副作用があらわれないように前もって予防をすることができるようになっています。いたずらに副作用を心配することなく、主治医とコミュニケーションを重ねながら治療を進めていきましょう。

いちばんよくないのは、医師に無断で薬をやめてしまうことです。薬をやめるときは、検査を重ねながら再発しないことを確認しつつ、少しずつ量を減らしていきます。いっぺんに量を減らしたり、中止したりすると、せっかくよくなった病気が再発する危険性もあるので要注意です。

# 免疫作用を抑える「免疫抑制薬」

**Point**

- 免疫の異常によって起きる腎臓病に用いる
- ループス腎炎、ネフローゼ症候群の治療薬として有効
- カゼなどの感染症にかからないように注意する

## 免疫は自分以外のものを攻撃するしくみ

免疫抑制薬は、免疫の作用を抑える薬です。免疫とは、自分自身と他者とを見分けるしくみのことです。むずかしくいうと、「自己と非自己を鑑別し、非自己から自己を守るしくみ」ということになります。

たとえば、体内に細菌が侵入した場合、細菌は非自己ですから、これを撃退するしくみのスイッチが入ります。得体の知れない侵入物によって、それまで体内で保たれていた正常な状態が維持できなくなる可能性があるからです。

免疫機構は、体に害をおよぼす可能性のあるものの侵入を水際《みずぎわ》で阻止したり、侵入物を取り込んで無毒化したり、抗体という武器を使って攻撃したり、次に侵入してきたときのために情報をストックしておきます。

免疫抑制薬は、こうした免疫の作用を弱めるための薬です。なぜ腎臓病の治療に免疫抑制薬を使うのかというと、免疫機構が発症や進行にかかわっていると考えられる病気があるからです。

## 免疫の作用を抑え腎臓病を治療する

腎臓病の中には、免疫機構が自分自身の器官や組織を攻撃してしまうことによって発症するものもあります。膠原病の一種である全身性エリテマトーデスによって発症するループス腎炎、慢性糸球体腎炎を引き起こす原因の一つであるIgA腎症などは、こうした免疫の異常で引き起こされると考えられています。

**免疫抑制薬は、免疫機構による自分自身への攻撃を抑制することで腎**

**臓病の治癒をめざしたり、進行させないようにするために用いられます。**副腎皮質ステロイドにも免疫の作用を抑える作用がありますが、ステロイド薬だけでは治療効果が得られないような場合、あるいはステロイド薬によって重い副作用があらわれたような場合に用いられることもあります。また、ステロイド薬では治療効果が上がらないタイプのネフローゼ症候群の治療にも使われます。

## 病気のタイプや経過により薬を使い分ける

腎臓病の治療で使用される免疫抑制薬には次のようなものがあります。

### ●シクロスポリン

ネフローゼ症候群の治療によく用いられる内服薬です。臓器移植の際に用いられることもあります。免疫抑制薬は一定の血中濃度を保ちながら用いる必要がありますので、採血をして血中濃度を確かめながら使用量を決めていきます。

### ●シクロホスファミド

全身性エリテマトーデスによるループス腎炎に用いられることが多い薬で、病気の進行に勢いがあるような場合に用いられます。内服薬と点滴薬があり、点滴薬は期間を決めて集中的に高濃度の薬を使用するパルス療法に使用されます。治療効果が高い薬ですが、その分、副作用に気をつけなければいけません。白血球数を確認しながら使用します。

### ●ミゾリビン

全身性エリテマトーデスによってループス腎炎が発症しないように、またネフローゼ症候群の再発予防に用いられます。この薬は、前記の2つの薬にくらべて免疫を抑制する効果が弱いのが特徴です。そのため、単独で使用されることはほとんどありません。多くの場合、副腎皮質ステロイドと併用されます。

### ●タクロリムス

ループス腎炎でステロイド薬の効果が不十分な場合、または副作用によってステロイド薬の投与が困難な場合に使われます。

## 感染を起こさないように日常生活にも注意が必要

免疫抑制薬には副作用があります。中には重大な副作用もありますので、どのような症状が出る可能性があるのか、十分に医師から説明を受けるようにしてください。副作用ができるだけ少なくすむように、医師は薬の使用量の調節を行います。

ただ、免疫を抑制するわけですから、日常生活に注意して、できるだけ感染を起こさないように注意する必要があります。単なるカゼでも、場合によっては肺炎を起こすこともありますので、無理は禁物です。

# 血圧を下げるための「降圧薬」

**Point**
- 血圧のコントロールは腎機能低下を防ぐ必須事項
- もっともよく用いられているのはACE阻害薬とARB
- 目標値にまで下がらない場合は、何種類かの薬を併用する

## 腎臓の保護作用のある降圧薬で血圧を下げる

高血圧は腎機能の低下を促進させる大きな要因です。食事療法によって血圧のコントロールがむずかしい場合は、降圧薬を用います。目標とする血圧は130／80㎜Hg以下です。

よく用いられるのは、アンジオテンシンⅡ受容体拮抗《きっこう》薬（ARB）、アンジオテンシン変換酵素阻害薬（ACE阻害薬）、カルシウム拮抗薬、利尿薬（ループ利尿薬、サイアザイド系利尿薬）、β《ベータ》遮断薬、α《アルファ》遮断薬、中枢性交感神経抑制薬などです。

## 腎臓の保護作用もあるRAS阻害薬

現在、もっともよく用いられているのが、ARBやACE阻害薬などの「**RAS阻害薬（レニン・アンジオテンシン系阻害薬）**」と呼ばれる薬です。RAS阻害薬には、血圧を上昇させるアンジオテンシンというホルモンがつくられるのを阻害したり、その作用を抑えることで血圧を下げる働きがあります。

RAS阻害薬は、腎臓（糸球体）の内圧を下げ、長期的に腎臓の負担を軽減する作用があるので、腎臓の保護作用のある薬として知られています。また、尿たんぱくを減らす作用もあります。

RAS阻害薬の副作用としては、すでに腎機能が低下している患者さんの場合は、急激な腎機能の悪化、高カリウム血症に注意が必要です。また、妊娠中、または授乳中の女性には使えません。ACE阻害薬の副作用としては、空咳《からせき》（たんがからまない咳）、発疹、かゆみ、味覚障害などがあります。空咳は服用を中止

すれば、すぐに消失します。

## 何種類かの薬を組み合わせて使うことも

RAS阻害薬で目標とする血圧にまで下がらない場合には、カルシウム拮抗薬や利尿薬などの薬を併用することがあります。これは、異なる薬を少量ずつ服用することで副作用を抑え、なおかつ効果を増大させるためです。

利尿薬は、もともとは、尿量の減少によってむくみがひどい場合に用いられる薬です。利尿薬によって体内の余分な水分が排泄され、むくみが改善されると、血液の量も正常に戻り、血管壁にかかる圧力が少なくなって血圧も下がります。そのため、ネフローゼ症候群や慢性（急性）糸球体腎炎、糖尿病性腎症などでは、むくみを改善する対症療法として用いられます。

カルシウム拮抗薬は、血管の筋肉に対するカルシウムの働き（カルシウムには筋肉を収縮させる働きがある）を抑えることで、血管を広げ、血圧を下げます。

カルシウム拮抗薬は、肝臓で代謝されるので、投与量の調節を必要としません。また、副作用も少ないので、腎臓病の患者さんに処方されることが多い降圧薬です。ただし、薬によっては、頻脈《ひんみゃく》、顔面紅潮《こうちょう》、頭痛、末梢のむくみなどが生じます。

そのほかの降圧薬としては、血管を収縮させる交感神経の働きを抑制して血圧を下げるβ遮断薬、交感神経のα受容体の働きを遮断し、末消の血管を拡張させて血圧を下げるα遮断薬、延髄の中枢神経に働きかけて、血圧を上げるホルモンがつくられる量を減らしたり、血管を広げることで血圧を下げる中枢性交感神経抑制薬などがあります。

MEMO

### 降圧薬を安全に服用するポイント

降圧薬は、毎日、規則正しく飲みつづけることが大切です。「血圧が少し低くなってきたから」と飲むのをやめたり、「なかなか血圧が下がらないから」と指示された量の倍の量を飲んだりすることは絶対にやめましょう。

また、降圧薬には、してはいけない「飲み合わせ」もあります。カルシウム拮抗薬をグレープフルーツジュースで服用すると、薬の効き目が強くなり、血圧が必要以上に下がったり、心拍数が増加して生命にかかわる場合もあります。

また、ACE阻害薬と消炎鎮痛薬（非ステロイド性抗炎症薬：NSAIDs）をいっしょに服用すると、降圧効果が得られない場合もあります。

# 血流をよくする「抗血小板薬、抗凝固薬」

**Point**

- 血流が悪いと血栓が生じ、腎機能の低下をもたらす
- 血流を改善することで、腎機能の低下を防ぐ
- 薬によっては、飲み合わせに注意する

## 血液の流れを改善し腎機能の低下を防ぐ

血液が固まりやすかったり、血流が悪かったりすると、腎機能に悪影響がおよびます。抗血小板薬と抗凝固薬は、ともに血液の凝固を防ぎ、血流をよくする薬です。

抗血小板薬は、血小板の作用を抑えて血栓《けっせん》をできにくくし、血液の流れをよくするために用られます。一方、抗凝固薬は血液凝固作用を抑えることで血栓をできにくくします。こうした作用のちがいにより、患者さんごとに使い分けられています。

## 尿たんぱくを減少させ腎機能の低下を抑える

抗血小板薬は、慢性糸球体《しきゅうたい》腎炎、ネフローゼ症候群、糖尿病性腎症などの患者さんに使われます。尿たんぱくの減少、腎機能の改善や低下抑制などの効果が期待できます。

透析療法を行っている患者さんにも抗血小板薬が投与されることがありますが、目的は腎機能の回復・維持ではなく**血栓症の予防**です。透析療法を行っていると血栓ができやすくなり、心筋梗塞や脳梗塞などが引き起こされる危険性が高くなります。また、血液透析のシャント（158ページ参照）に血栓ができると閉塞してしまうことがあります。

抗血小板薬は、作用の仕方によっていくつかの種類があります。まれに副作用が出ることがありますので、あらかじめ医師から説明を受けておきましょう。

## ワルファリンと納豆はいっしょに食べない

血液が凝固するしくみに何らかの

## ■ビタミンKを多く含む食品は要注意

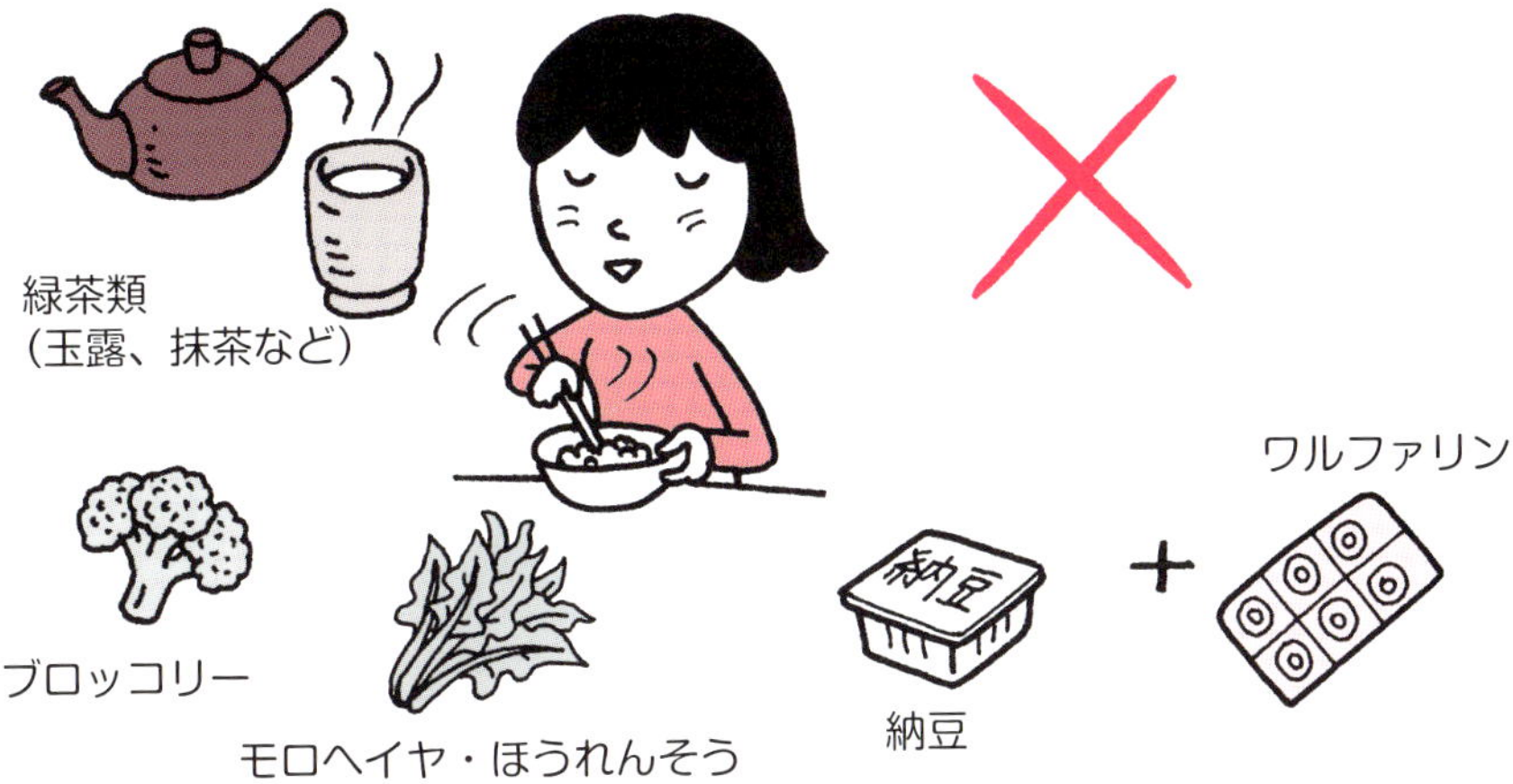
緑茶類
（玉露、抹茶など）
ブロッコリー
モロヘイヤ・ほうれんそう
納豆
納豆
＋
ワルファリン

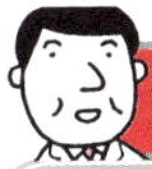

### ドクターアドバイス

**「納豆を食べると、薬の効き目が弱くなります」**

ビタミンKは血液凝固作用（止血作用）を持つ栄養素です。ワルファリンは、このビタミンKの働きを弱めることで血液の流れをよくする薬ですから、ビタミンKを多く含む食品といっしょに摂取すると、薬の効き方が弱くなってしまいます。ビタミンKを多く含んでいるのは、納豆、モロヘイヤ、ブロッコリー、ほうれんそう、小松菜、緑茶類（玉露、抹茶）など。特に、納豆に付着している納豆菌は、腸内でビタミンKを増やす働きを持っており、３～4日はこの作用が持続されます。ワルファリンの服用中は、納豆を食べないようにしてください。ただし、大豆や豆腐は食べても問題はありません。

異常があると、糸球体の異常が進みやすくなります。血液が固まることで、糸球体の毛細血管に血栓が詰まり、正常な濾過《ろか》が行えなくなってしまうからです。抗凝固薬は、こうした凝固異常を改善する薬です。

慢性糸球体腎炎、ネフローゼ症候群、急速進行性腎炎症候群などの治療に用いられますが、中でも、強い炎症によって進行する危険性が高いような場合に用いられます。腎炎やネフローゼ症候群などの治療で早急に効果を発揮させたい場合は、ヘパリンという薬の点滴を行います。

持続的に血液凝固をコントロールしたい場合は、ワルファリンという薬が処方されます。ワルファリンはビタミンKの作用を妨害することで血液を固まりにくくしていますので、ビタミンKを含む食品を食べると薬の効き目が弱くなります。納豆、緑茶などは避けてください。

# よく用いられる「その他の薬」

**Point**
- 脂質異常症や高尿酸血症も治療する必要がある
- リンやカリウム、老廃物などを吸着して排泄する薬もある
- 骨の異常や貧血を改善するための薬もある

## 脂質の代謝異常や尿酸値の異常を改善する薬

腎臓の異常にともない、合併しやすくなる病気が多くなります。治療のため、あるいは予防のために、必要に応じて薬物による治療を行います。

### ●脂質異常症治療薬

脂質異常症は、動脈硬化を進行させて心筋梗塞や脳卒中などの重大な病気の引き金になることがあります。

そこで、食事療法によって脂質の代謝異常が改善されない場合は、薬物療法が行われます。

また、ネフローゼ症候群では、血中のLDL（悪玉）コレステロールが増えてしまいますので、薬によって血中の脂質異常の改善を行います。薬が効きにくいタイプのネフローゼ症候群では、作用の異なるいくつかの薬を組み合わせて使うこともあります。

### ●高尿酸血症治療薬

腎機能が低下すると、老廃物の一種である尿酸の排泄にも支障がおよんできます。尿酸は、痛風や尿路《にょうろ》結石《けっせき》の原因になる物質ですが、腎臓内に沈着して腎機能を低下させることもあります。

腎機能の低下にともなって尿酸値が異常に高い値を示しているような場合は、痛風や結石の予防のために薬物による治療を行います。

また、以前に痛風や結石を起こしたことがあるような場合も治療を行います。

尿酸の排泄を促進するタイプと尿酸の生成を抑えるタイプがあり、すでに腎不全の段階にまで至っている場合には尿酸の生成を抑えるタイプの薬を用います。

## 体内の不要物質を吸着して排泄する薬

腎不全が進行すると、リン、カリウムなどの排泄が行えなくなり、高リン血症、高カリウム血症などが生じます。

また、尿素窒素をはじめとするさまざまな老廃物の排泄も困難になり、尿毒症の症状があらわれてきます。これらの物質を腸内で吸着し、便として排泄する目的で処方される薬が各種の吸着薬です。

### ●リン吸着薬

食事の中に含まれているリンを腸で吸着し、便といっしょに排泄する薬です。2つのタイプがあります。

1つめはカルシウムを含むリン吸着薬です。腎不全が進行すると腸管からのカルシウムの吸収が阻害され、低カルシウム血症になってきます。同時に、腎臓からのリンの排泄が低下して高リン血症が生じてきます。この吸着薬は、不足しているカルシウムを補《おぎな》う一方で、リンを吸着して排泄します。

カルシウムの不足を補うために用いる場合は食間《しょっかん》に服用します。リンの排泄を促すために用いる場合は、食事の直前、あるいは食中、食後に服用します。

もう一種のリン吸着薬は、カルシウムを含んでいないタイプのものです。主として透析療法を行っている患者さんに処方される薬で、カルシウムを増やすことなくリンを吸着して排泄します。食事の直前、食中、食後に服用します。

### ●カリウム吸着薬

腸内のカリウムを吸着し、便とともに排泄する薬です。高カリウム血症になると不整脈を起こす危険性がありますので、一般にカリウム値が6・0mEq/L以上になると処方されます。水にとかして服用しますが、量がやや多いのが難点です。人によっては便秘気味になることがあります。ゼリー状の薬もあります。

### ●球形吸着炭薬

尿毒症の原因となる老廃物（窒素化合物）を腸内で吸着し、便といっしょに排泄する働きがあるといわれていますが、2015年に発表された多国籍の約2000人の慢性腎不全患者さんを対象としたランダム化比較試験（服用する人としない人をはじめに無作為に2群に分けて、その後一定期間服用してもらい効果をくらべる臨床試験）では、効き目がないことがわかりました。ですから、これは服用しても意味がない薬ということになります。

## 腎機能低下によって不足するものを補う薬

腎機能が低下すると、それまで行

っていた腎臓の仕事ができなくなり、体内に必要な物質が不足してきます。不足を補うための薬には次のようなものがあります。

**●活性型ビタミンD製剤**

カルシウムを腸から吸収したり、骨に沈着させるためには、ビタミンDを活性化させた活性型ビタミンDが不可欠です。腎機能が低下すると、ビタミンDの活性化に支障が生じ、その結果、血液中のカルシウム濃度が低下し、骨がもろくなったり、副甲状腺機能の異常な亢進《こうしん》などの症状があらわれてきます。

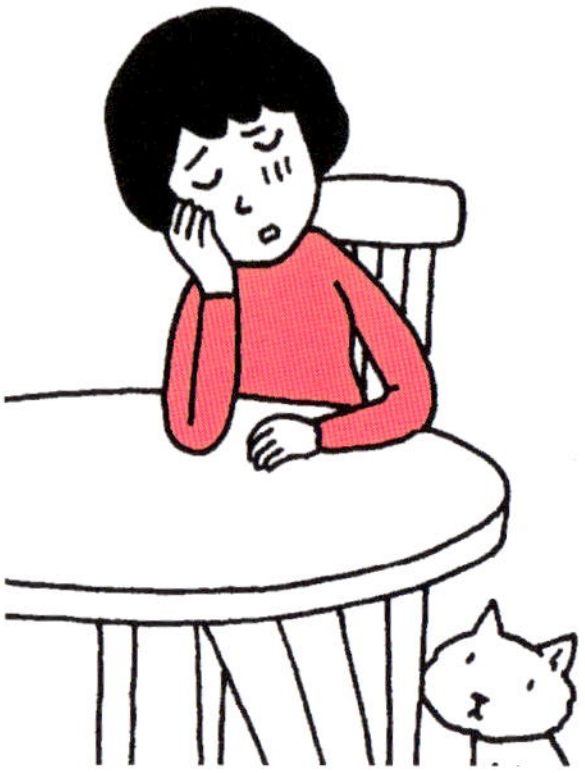

**●貧血改善薬**

腎臓ではエリスロポエチンというホルモンがつくられています。これは造血《ぞうけつ》ホルモンとも呼ばれるもので、骨髄に作用して赤血球の生成を促します。腎不全になるとエリスロポエチンの産生が低下し、貧血が生じてきます（腎性《じんせい》貧血）。

貧血を是正するために用いられるのがエリスロポエチン製剤（EPO）です。この薬には飲み薬がありませんので、腎不全や腹膜透析の患者さんには皮下注射で、血液透析の患者さんには静脈注射で投与します。

**●鉄剤**

貧血を改善するためにエリスロポエチンを投与しても、体内に鉄が不足していると造血効果が上がりません。そこで、検査によって鉄の不足がわかった場合は、鉄剤の服用を行います。

鉄剤には内服薬と注射薬があります。腎不全では腸からの鉄の吸収が悪くなるため、注射で補うことが多くなります。

**●アルカリ化薬**

腎不全によって酸性に傾いた血液を是正する薬です。胃酸を中和する作用がある重曹《じゅうそう》（炭酸水素ナトリウム）が多く用いられています。

**MEMO**

**腎臓病の治療に使われる漢方薬**

腎臓病の治療に漢方薬が用いられることもありますが、はっきりした効果は証明されていません。

漢方薬は、さまざまな薬剤の補助として使われることがほとんどですが、全身状態を観察しながら用いなければなりませんので、医師に無断で市販の漢方薬を使用することは絶対にしないでください。

# 第7章

# 腎臓に負担をかけない日常生活と運動

# 日常生活の基本的な注意点

**Point**

- 十分に睡眠をとり、その日の疲れはその日にとる
- カゼをひいたり、体を冷やすことは禁物
- 百害あって一利なしのタバコはすぐにやめる

## 腎臓に負担のかからない日常生活を心がける

腎臓病というと、「安静にしなければいけない」というイメージがあるようです。しかし最近では、急性期や重症の場合でも、なるべく早期の離床をめざしています。これは腎臓病に限らず、どのような病気でも同じことです。

一方、慢性に進行する腎臓病の場合は、それまでとほとんど変わらない生活をつづけてかまいません。学校に通ったり、仕事をしたり、家事をしたり……など、無理さえしなければどんなことでもできます。

とはいえ、無理は禁物。できるだけ腎臓に負担のかからない生活をすることは、食事療法や薬物療法とともに病気の進行を抑えるために必要なことです。

## 過労や睡眠不足、喫煙は腎臓にとっての大敵

日常の生活の中で注意していただきたいのは次のようなことです。

### 過労を避ける

過労は腎臓病の大敵です。疲労が重なると腎機能の低下に拍車がかかりますので、医師から安静の指示が出ていなくても、折にふれて体を休ませるようにしてください。

### 睡眠を十分にとる

規則正しい生活を送るように心がけましょう。その日の疲れはその日のうちに取れるように、十分に睡眠をとることも大切です。

### カゼをひかないようにする

ネフローゼ症候群や腎不全の患者さんは、カゼなどの感染症にかからないように注意しましょう。また、治療のために免疫抑制薬を服用して

いる場合も、同様に注意が必要です。カゼが流行している季節には、うがいや手洗いを行い、体調が悪いときには無理をしないで休みましょう。

インフルエンザのワクチンは、流行期の前に接種することをおすすめします。

## 軽い運動を行う

医師から安静の指示が出ていない限りは、疲れが残らない程度の運動をしましょう。安静にしすぎることで、かえって腎臓病を悪化させることもありますので、運動を習慣化するようにしたいものです。

詳しくは142ページを参照してください。

## 体を冷やさないようにする

体が冷えると、体に悪影響をおよぼします。特に冬になると具合が悪くなるケースも多いので、十分に気をつけてください。

## タバコはやめる

タバコを吸うと、血管が収縮して血流が悪くなります。全身の血管に悪い影響をおよぼしますので、腎臓病とわかった時点で禁煙するようにしましょう。

アメリカの大規模調査によると、タバコはたんぱく尿を増加させて腎機能の低下を促すことがわかっています。

禁煙をすると、腎機能の低下が抑制されるという報告もあります。タバコは、腎臓病だけでなくあらゆる種類のがんをはじめ、心筋梗塞、脳卒中、糖尿病など重大な疾患の引き金になります。ぜひ禁煙をしてください。

## 飲酒はほどほどに

飲酒は、限度を守った健康飲酒の範囲内であればかまいません。ただし、医師から禁酒、あるいは節酒をするように指示されている場合は、この限りではありません。

MEMO

### 腎臓病における安静の有害性

安静は、腎臓病の多くの病態において予後を改善しないだけでなく、逆に悪化させる場合もあります。安静によって筋肉の低下が生じ、それにともなって体全体の機能が低下してしまうからです。

適度で持続的な運動は、体の活動能力を増加させ、QOL（生活の質）を改善します。自分の体力や体調に合わせて、無理のない適度な運動を心がけるようにしましょう。

なお、腎臓病における運動は、たんぱく尿や腎機能障害を悪化させるという懸念から、これまでは推奨されませんでしたが、このような運動制限に臨床的な根拠はありません。現在では、過度の安静の弊害のほうが大きいと考えられています。

# 適度な運動の行い方

**Point**
- 安静にしすぎることは、かえって腎臓によくない
- 運動をするときは、自分の体力レベルに合わせる
- 20分体を動かしたら休む……がちょうどいい

## 激しい運動は腎臓を傷める原因に

高血圧、糖尿病、脂質異常症、動脈硬化など、ほとんどの生活習慣病は、「適度な運動をしましょう」と指導されます。食事と運動は、健康維持のために欠かせない2本の大きな柱です。腎臓病の患者さんでも、もちろん運動は必要です。しかし、不用意に激しい運動をしたり、長時間にわたって運動をつづけたりすると、かえって腎臓を傷《いた》めてしまう危険性がありますので、注意が必要です。

しかし、安静にしすぎていると体力の低下をまねき、生活の質（QOL）をそこなう危険性があります。腎臓病の患者さんにとって必要な運動は、腎臓病を悪化させない程度の適度な運動です。腎機能の程度に応じて、無理のない運動を心がけてください。

## 運動の強さをメッツという単位で表示

運動強度の基準としているのがメッツという単位です。人間はイスに座っているだけでも体重1kgあたり1分間に3・5mLの酸素を必要とします。これを1メッツという単位であらわします。この2倍の酸素を必要とする運動が2メッツ、3倍が3メッツということになります。

自分の体力や体調に合わせて、適度な運動をしましょう。「**体を動かして気持ちがよいが、何だかもの足りない**」と感じるぐらいが、ちょうどよい強さの運動といえます。

## 3～4メッツから5～6メッツの運動を

### ■3～4メッツの運動や作業

## ■メッツごとの運動

### 1 メッツ

安静

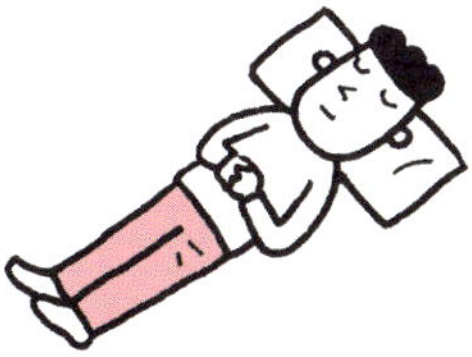

### 2 メッツ

入浴　洗濯　調理
ぶらぶら歩き
ボウリング
ヨガ
ストレッチ

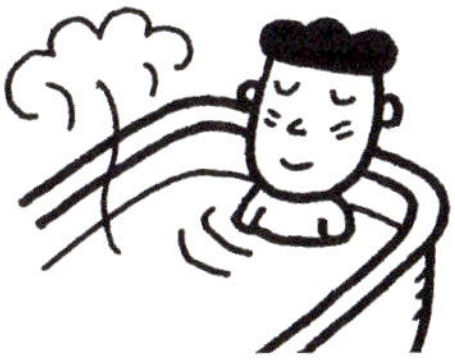

### 3 メッツ

掃除
ふつう歩き
ゲートボール
グラウンドゴルフ

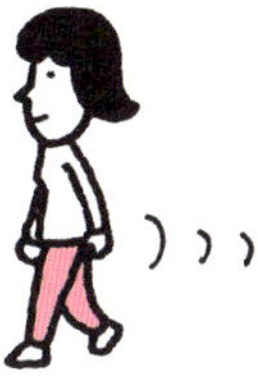

### 4 メッツ

庭仕事　少し速く歩く
日本舞踊　ラジオ体操
水泳（ゆっくり）
水中ウォーキング

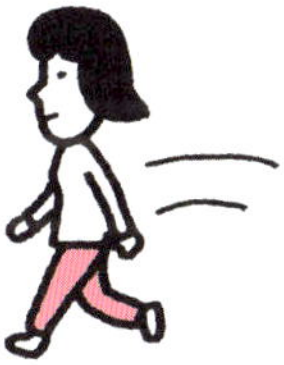

### 5 メッツ

農作業　早歩き
卓球　ダンス
ゴルフ　スケート

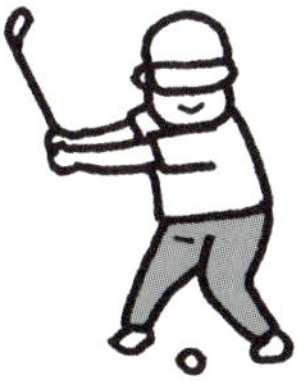

### 6 メッツ

ジョギング
水泳
バレーボール

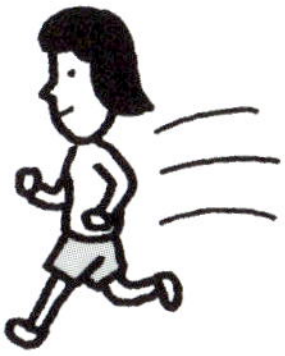

### 7 メッツ

登山
階段を連続してのぼる
サッカー
バスケットボール

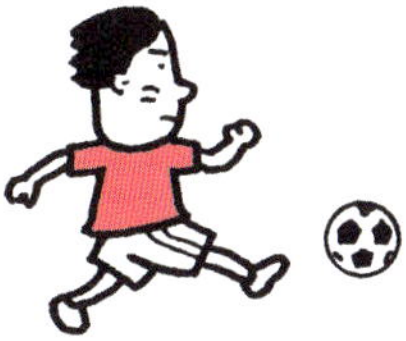

### 8 メッツ

ランニング（150m ／分）
ハンドボール　競泳
縄跳び
エアロビクス
（激しい）

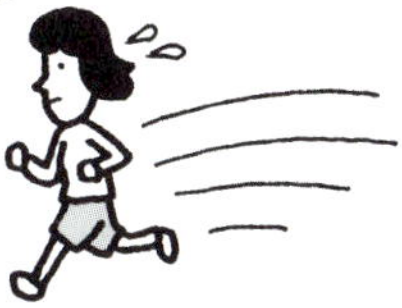

### 9 メッツ

ランニング
（170m ／分）
階段を速くのぼる
サイクリング
（20km ／時間）

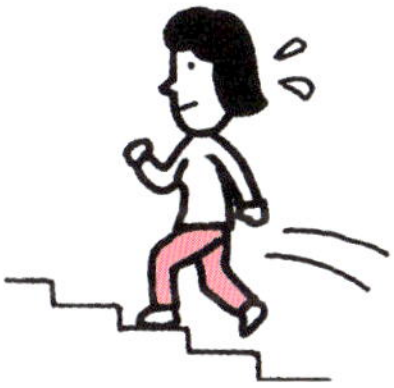

### 10 メッツ

ランニング（200m ／分）
マラソン
柔道
相撲
ボクシング

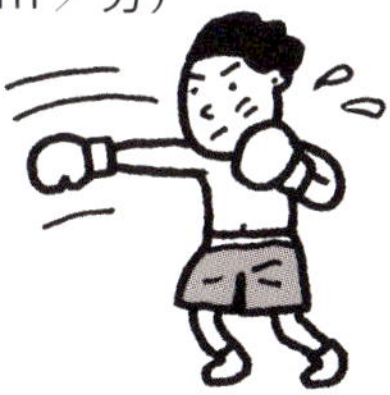

3～4メッツ程度の運動は、ふつう歩き、ゲートボール、グラウンドゴルフ、やや早歩き、ラジオ体操、ゆっくりとした水泳、水中ウォーキング、日本舞踊などです。掃除や庭仕事などの家庭内の仕事も、これにあてはまります。

### 4～5メッツの運動や作業

4～5メッツ程度の運動や作業は、早歩き、卓球、ダンス、ゴルフ、スケートなどですが、無理はしないでください。軽い作業であれば、農作業もこれにあてはまります。

### 5～6メッツの運動や作業

5～6メッツ程度の運動や作業は、ジョギング、水泳、バレーボールなどですが、やはり無理は禁物です。

## もっともふさわしいのは「楽」と感じる程度の運動

腎臓病の患者さんが運動を行う上で必ず意識していただきたいことは、「無理をしないこと」です。

腎機能の程度にもよりますが、ある程度まで腎機能が低下している場合は、「このあたりでやめておこう」という限度を決めることが重要です。運動は、体力の低下を抑えるため、日々の生活の質を落とさないため、ストレス解消を含めた楽しみのため……という程度にとどめたほうが安心です。

腎臓に悪影響をおよぼすことなく運動を行うときの目安になるのが、自分自身にとっての運動の強さです。同じ運動をしていても、楽だと感じる人もいれば、きついと感じる人もいます。最大強度の40～50％ぐらいの運動が適当です。

### 最大強度の40％

「非常に楽である」と感じます。楽しく気持ちがよいのですが、まるでもの足りないという感じを持つかもしれません。

### 最大強度の50％

「楽である」と感じます。汗が出るか出ないかぐらいの快適さで、余裕があるのでフォームが気になります。どちらかといえばもの足りないと感じるかもしれません。

## 徐々に体を慣らし運動をしたら休む

次に重要なのは、いきなり強い運動を行わないことです。まずは体を動かす程度の軽い運動からはじめ、体が慣れてきたところで徐々に運動量を上げていくようにします。

とはいえ、40～50％の強度の運動を20分程度にとどめます。つづけて行う場合は途中で必ず休憩を入れましょう。

なお、脱水になりやすい真夏の昼間の運動、体を冷やしやすい寒い時期の屋外での運動はできれば避けましょう。

## ■運動の強さの目安と脈拍数

| 運動強度の割合 | 強度の感じ方 | 1分間あたりの脈拍数 | | | | |
|---|---|---|---|---|---|---|
| | | 60歳代 | 50歳代 | 40歳代 | 30歳代 | 20歳代 |
| 60% | やや楽である（いつまでもつづく、充実感、汗が出る） | 120 | 125 | 130 | 135 | 135 |
| 50% | 楽である（汗が出るか出ないか、フォームが気になる、もの足りない） | 110 | 110 | 115 | 120 | 125 |
| 40% | 非常に楽である（楽しく気持ちよいが、まるでもの足りない） | 100 | 100 | 105 | 110 | 110 |

## ■適度な運動の目安

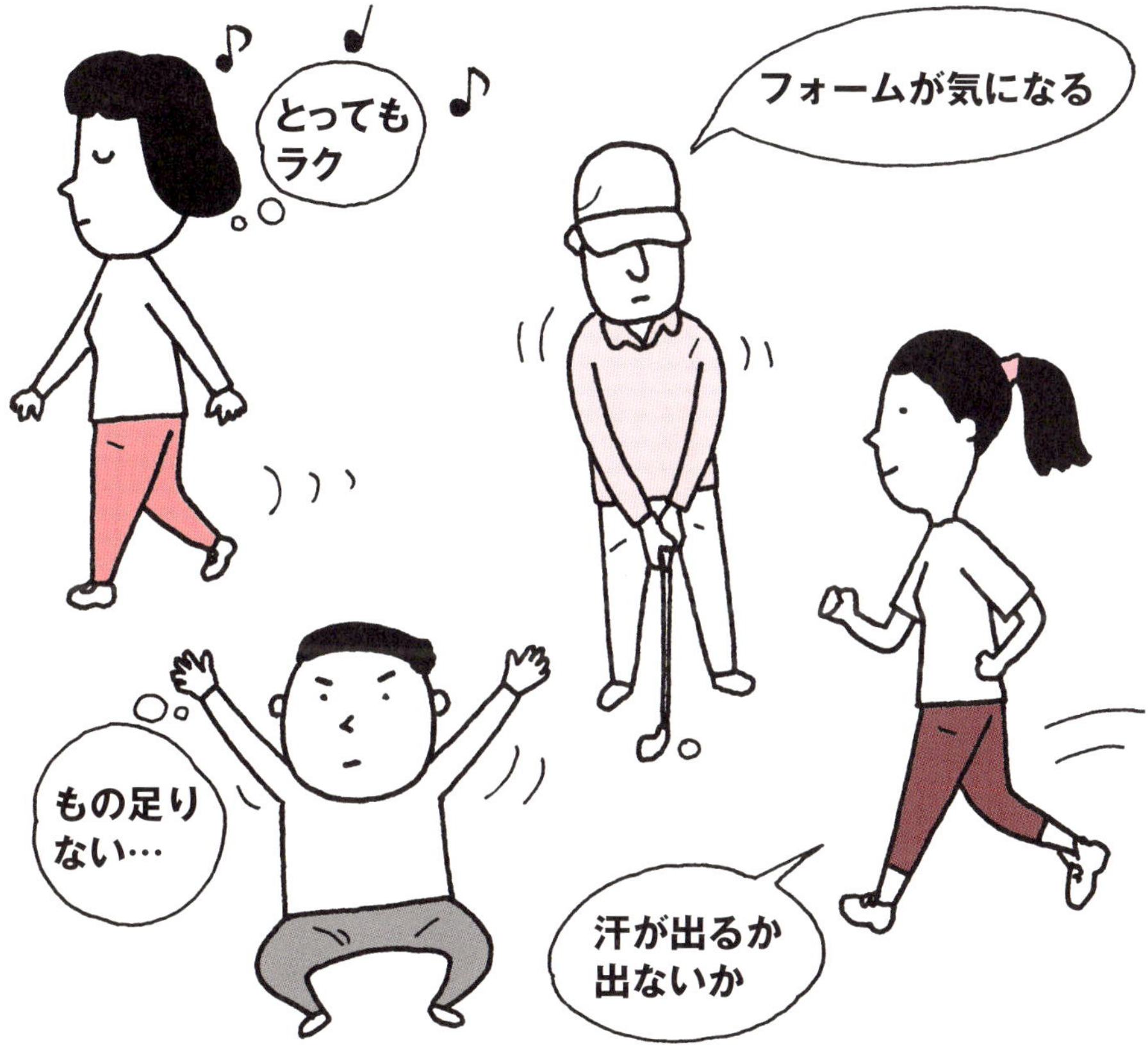

# 妊娠・出産は可能か？

**Point**
- 妊娠は母体の腎臓に大きな負担がかかる
- 妊娠・出産が可能になるケースもある
- 腎機能や血圧、病気の経過などで総合的に判断する

## 妊娠を望む場合はまず主治医に相談して

腎臓病には、さまざまな制約があります。しかし、できることもたくさんあります。その一つが、妊娠・出産です。

もちろん腎機能の程度にもよりますが、「腎臓病だから妊娠・出産はできない」と頭からあきらめる必要はありません。

妊娠・出産を望むなら、まず主治医に相談してみましょう。たんぱく尿があっても、血尿が陽性でも、それだけで妊娠・出産ができないというわけではありません。

## 血圧と腎機能が正常なら妊娠・出産は可能

まず、妊娠中に腎臓にどのような負担がかかるのか、お話ししていきましょう。妊娠中は、腎臓の血流量は約80％増大します。そして、糸《し》球体《きゅうたい》が濾過《ろか》する血漿《けっしょう》の量は約45％増加します。つまり、それまでに経験したことがない大きな負担がかかることになるのです。

だからこそ、慎重に考えなければならないのですが、妊娠・出産が可能かどうかの判断に大きな影響をおよぼすのが血圧と腎機能です。高血圧や腎機能の低下がなく、たんぱく尿の程度が軽い状態であれば、ほとんど問題なく安全に妊娠・出産を行うことができます。

患者さんから相談を受けた場合、医師は患者さんの病態を考慮しながら、「妊娠・出産が患者さんの体にどの程度の影響をおよぼすのか。赤ちゃんはどうなるのか」ということを詳細に検討します。その上で、安全・無事に出産できるという予測が

立てられた場合には、「だいじょうぶですよ」とお答えします。医師から「心配いりませんよ」と言われた場合は、どうか自信を持って臨んでください。

一方、「妊娠・出産はあきらめてください」と言わざるをえない場合もあります。それは腎機能の低下が一定以上に進み、高血圧があるような場合です。このようなケースでは、流産や死産をしやすくなったり、妊娠高血圧症候群（妊娠中毒症）を起こしやすくなったり、腎臓病がさらに悪化しやすくなる危険性が高くなります。

## ネフローゼ症候群でも妊娠・出産ができる

日本腎臓学会では、腎臓病の患者さんの妊娠・出産に関してのガイドラインを作成しています。参考のために、それぞれの腎臓病について、簡単に説明します。

### ●糖尿病性腎症

第1期の腎症前期、第2期の早期腎症期に相当する患者さんは、妊娠・出産は問題ありません。しかし、第3期の顕性《けんせい》腎症期に入ると、病態や経過によって慎重に考慮しなければなりません。

そして、第4期の腎不全期になると、危険性が大きいためすすめられません。その後、第5期の透析療法期になると、妊娠・出産に制限はなくなります。とはいえ、原則としてはすすめられません。

### ●慢性糸球体腎炎

腎機能が正常、軽度低下の場合は、病態が安定していても、妊娠・出産は慎重に進めていく必要があります。しかし、腎機能の低下が中等度まで進むと、医師は原則としてすすめません。ただ、腎機能の経過、尿検査や血液生化学検査の結果、病気のタ

MEMO

### 妊娠高血圧症候群

以前は妊娠中毒症と呼ばれていました。妊娠後期になると、高血圧、尿たんぱくなどの症状が見られる場合があります。

血圧が高くなるのは、胎児に栄養を送るために、妊娠前より高い血圧を必要とするからです。妊娠中の高血圧は、収縮期血圧が１４０㎜Hg以上、拡張期血圧が90㎜Hg以上をさします。

また、妊娠中は腎臓に大きな負担がかかるため、たんぱく尿が出やすくなります。

もともと腎臓病、高血圧、糖尿病などを持っている人は、妊娠高血圧症候群を起こしやすくなります。重症になると母子ともに危険がおよぶ場合もあります。

イプなどを総合的に考慮して判断することになりますので、一概にあきらめる必要はありません。

さらに腎機能の低下が進み、高度低下、尿毒症期、透析導入期になると、妊娠・出産はむずかしくなります。

### ●ネフローゼ症候群

完全寛解《かんかい》の場合は、薬物治療を打ち切ってから6カ月以上たてば妊娠・出産にはまったく支障がなくなります。1日の尿たんぱくが1g未満に減ってきた不完全寛解Ⅰ型の場合は、治療終了後6カ月たって病態が安定していても、慎重に対応する必要があります。

しかし、不完全寛解Ⅰ型でも治療を継続している場合、あるいは腎機能がそれほど低下していない不完全寛解Ⅱ型の場合は、原則としてすすめられません。腎機能がさらに低下している場合、治療無効の場合は、すすめられません。

### ●ループス腎炎

何よりも全身性エリテマトーデスの病態に左右されます。病態が安定して副腎皮質ステロイドの量が少なく、腎機能が正常、あるいは軽度低下であれば妊娠・出産に支障はありません。

ステロイド薬の量が多い場合でも、不可能ではありません。

## 早歩きが許可されたら性生活も基本的にOK

最後に、性生活についての注意点をまとめておきましょう。

セックスの運動量は早歩きと同じ程度ですから、同程度の運動が許可されれば行っても問題ないと考えられます。

ただし、病状には個人差がありますので、医師の忠告がある場合は守ってください。

男性の場合、糖尿病性腎症、降圧薬の副作用、透析による影響などによって、まれに性欲の減退が見られることもあります。現在では勃起不全（ED）を改善する薬がありますので、遠慮せずに主治医に相談してみましょう。

EDの改善薬にはシルデナフィルクエン酸塩（商品名：バイアグラ）、バルデナフィル塩酸塩水和物（商品名：レビトラ）がありますが、これは医師の処方がなければ用いることができません。

硝酸薬を使用している人には処方できないなど、いくつかの制約がありますので、必ず医師の指導のもとに使うことが重要です。

通信販売や個人輸入などで用いると、重大な副作用が出ることもありますので、絶対に行わないようにしてください。

# 第8章

# 透析療法と腎移植の知識

# 腎不全から透析療法への移行

**Point**

- ●尿毒症が起きないうちに、計画的に透析導入を進める
- ●血液透析は約97%の患者さんが行っている透析方法
- ●自宅で行える腹膜透析という方法もある

## 腎不全期の末期になると透析療法の準備をはじめる

一般的に、腎機能が健康なときの5%以下ぐらいに低下すると、尿毒症が起きやすくなります。カゼのような些細《ささい》な体調の変化がもとで、重篤《じゅうとく》な尿毒症が起きることもあります。尿毒症が起きると、治療のために長期間の入院が必要になるだけでなく、生命にも危険がおよびます。

そのため、腎不全期の末期には、透析《とうせき》療法への移行をできるだけ遅くする治療を行いつつ、いつかは行わなければならない透析療法の準備も、同時進行で進めていくのがふつうです。これを**計画導入**といいます。

導入の準備に入るのは、一般的に**血清クレアチニン値が8㎎/dLを超えた段階**です。しかし、すでに尿毒症の症状が出現している場合は、もっと低い数値の段階で導入を行うことになります。

透析療法とは、血液中の老廃物や水分を人工的に取り除く治療法のことで、一般的によく行われているのが血液透析と腹膜《ふくまく》透析です。

患者さんの病態やライフスタイルなどを考慮してどちらかの方法を選択しますが、どちらにも利点と欠点があります。主治医と十分に相談して、どちらの方法が自分にとって最適か判断する必要があります。ただし、途中でもう一方の方法に切りかえることも可能です。

## 血液透析は定期的に病院に通って行う治療

現在、約97%の患者さんが行っているのが血液透析です。腕の静脈に針を刺して血液を取り出し、透析装置の中を通して人工的に老廃物や余

## ■血液透析と腹膜透析の比較

| | 血液透析 | 腹膜透析 |
|---|---|---|
| **透析場所** | 透析医療施設 | 自宅、職場など清潔な場所であればどこでも可 |
| **透析の操作** | 医療者が行う | 患者自身、あるいは介護者が行う |
| **通院回数** | 通常、週に3回(月に12回) | 月に1～2回程度 |
| **透析に要する時間** | 1回3～5時間 | 1回30～40分(バッグ交換に要する時間、毎日4回) |
| **水分、老廃物の体内移動** | 透析の前後で差が大きい | いつもほぼ一定に保たれる |
| **心血管系への負担** | 大きい(透析前高血圧、透析後血圧低下) | 小さい |
| **糖代謝・脂質代謝への影響** | 少ない | 多い |
| **透析による自覚症状** | 穿刺《せんし》時の痛み、透析後の疲労感 | 腹部の膨満《ほうまん》感 |
| **透析前の手術** | バスキュラーアクセス(前腕)、入院不要 | 腹膜透析用のカテーテル留置(腹部)、入院必要 |
| **透析効率、精度** | よい | 悪い(透析不足になりやすい) |
| **食事コントロール** | 必要 | 必要 |
| **精神面** | 一生、週3回通院することの精神的負担 | すべて自分で行うことの精神的負担 |
| **永続性** | 長期の透析が可能 | 腹膜の劣化、あるいはそのほかのトラブルによって、長くて5年ぐらいが限度 |
| **社会復帰** | 透析中の拘束《こうそく》による制限がある | 生活リズムに合わせてバッグ交換が可能 |
| **旅行** | 旅行先付近の透析施設を予約すれば長期の旅行も可能(海外旅行も可能) | 交換用の薬剤や器具を持参するか、現地での調達が必要 |

MEMO

### 腹膜透析のデメリット

現在、腹膜透析を実施しているのは、ほんの3％程度です。なぜ少ないかについては、以下の理由が考えられます。①腹膜透析は、血液透析とくらべ生命予後が悪い、②腹膜透析は老廃物や水分の透析効率が悪いため、毎日行う必要がある、③「病気」を家庭に持ち込む（たとえば、腹膜透析用の器具が2～4週間に1度大量に運ばれてくる、使用後のゴミの後始末など）、④腹部に長さ10cm程度のカテーテルが常に付いている、⑤高齢者では、すべて在宅となるので、外出の機会や家族以外の人たちとの接触がなくなる、⑥腹膜炎や排液困難など、そのほかのトラブルにおちいり、結局、血液透析へ変更となるなどです。ですから、現状では、ごく一部の特殊な患者さんを除き、腹膜透析はすすめられません。

分な水分、電解質などを除き、きれいになった血液をもう1本の針から再び静脈に返します。

血液透析では、1分間に200mL以上の血液を体外に取り出さねばなりません。そのため、スムーズに行えるように、腕に血液の取り入れ口をつくる手術を行います。毛細血管を通さずに静脈と動脈をつなげ、静脈を動脈のように流れを多くするための手術です。この部分をシャント（内《ない》シャント）といいます。最近では日帰り手術も行われています。

その後、適切な時期に透析の導入となります。透析導入は、全身状態がよければ外来通院にて行うことが可能です。病状が悪ければ入院となります。透析に慣れてきたら退院し、定期的（通常は週3回）に専門の病院やクリニックに通院し、1回につき3～5時間かけて血液の浄化を行います。

治療が長時間におよぶため、社会復帰がむずかしいという側面はありますが、仕事を持っている患者さんには夕方から透析を行ってくれる専門施設もあります。透析中は、ベッドから動くことはできませんが、本を読んだりテレビを見たりしながら過ごします。ただし、長期間にわたって血液透析を受けていると、さまざまな合併症が起きやすくなりますので、食事を含めた日常生活の過ごし方にも注意が必要です。

## 腹膜透析は自宅で血液浄化ができる

腹膜透析は、患者さんのおなかにある腹膜を利用して血液を浄化する方法です。おなかの中に細いチューブを埋め込む手術を受け、ここから2L程度の透析液を入れ、腹膜を通して血液中の老廃物や水分などを透析液側に移します。同様に、不足する物を血液中に補うこともできます。

1日に3～4回、約30分かけて透析液を入れかえる必要がありますが、血液透析のようにひんぱんに通院しなくても自宅で治療を行うことができます。通院は月に1～2回程度ですが、ただし透析は毎日行います。

また、透析液の入れかえなどすべての作業を患者さんが行わなくてはならないので、そのための練習をする必要があります。透析液をおなかに入れるとスタイルが変化することを気にする患者さんもいますが、これは洋服を選ぶことで解決可能です。

腹膜透析の利点は、血液透析にくらべて針を毎度刺されない点です。腹膜透析は、除去効率が悪いため、24時間連続して透析を行わなければなりませんが、逆にこれが体への負担を少なくしているともいえます。しかし、腹膜を永続的に使用することができないことが難点です。

## ■血液透析

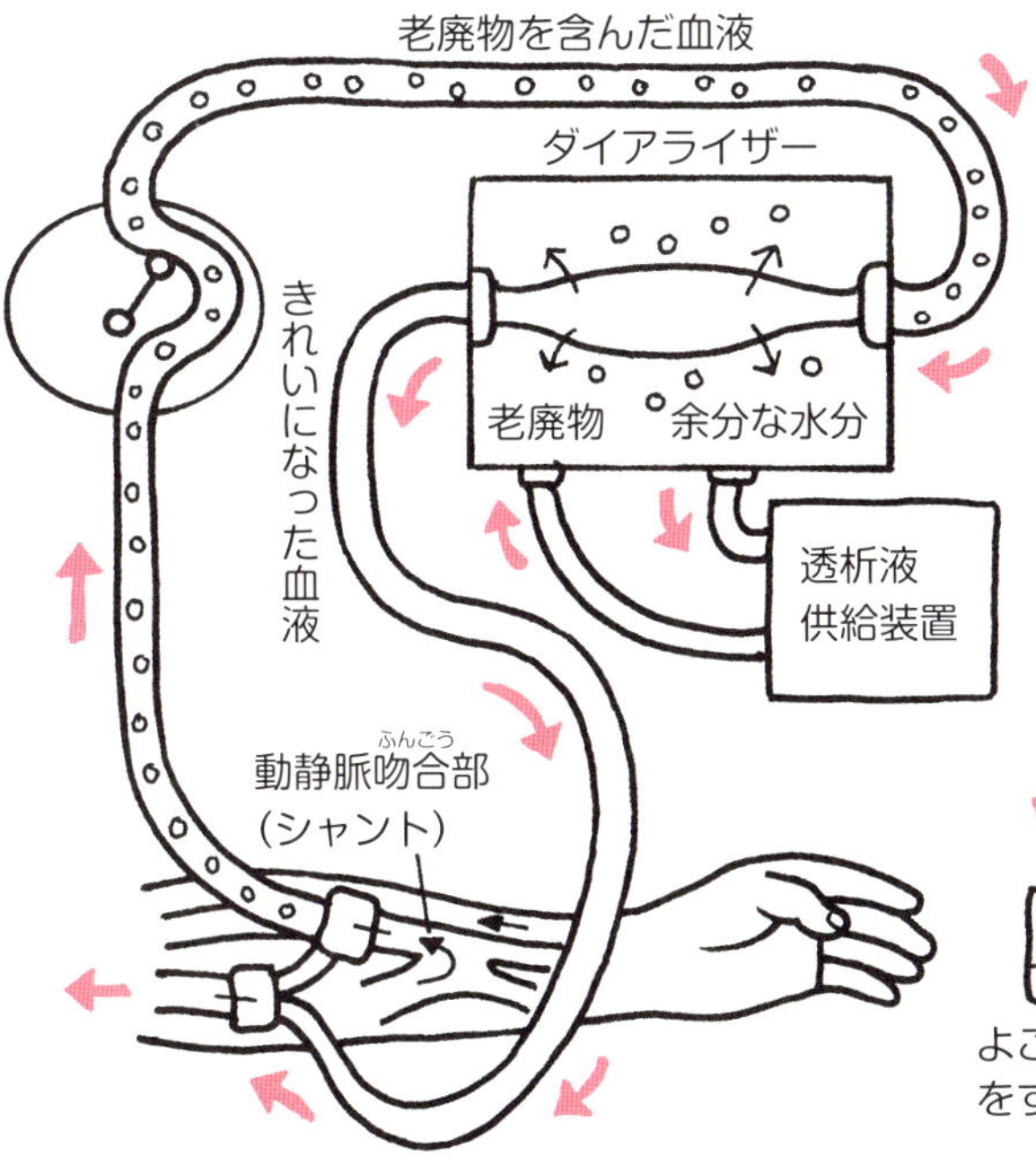


腕につくったシャントに針を刺して血液を体の外に出し、透析装置で余分な水分や老廃物を取り除き、再び体に戻します。

## ■腹膜透析

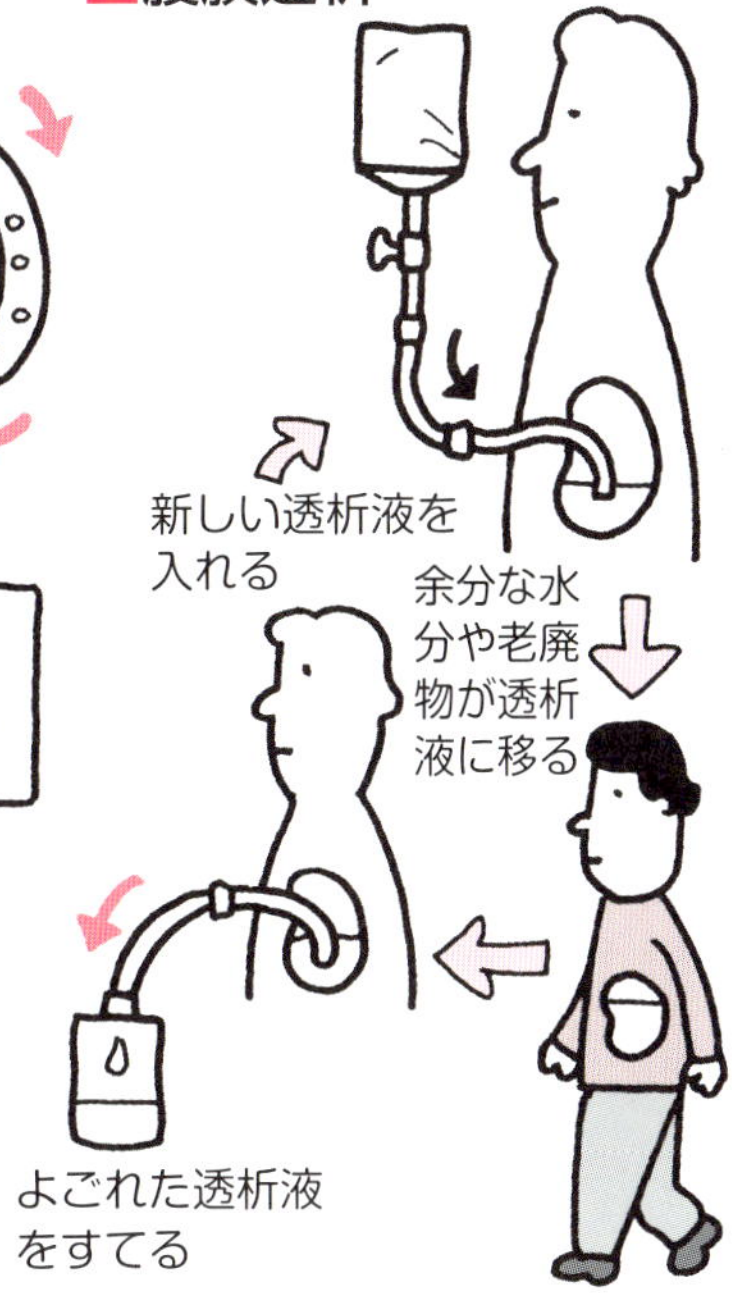


腹部に埋め込んだカテーテルから透析液を腹腔《ふくくう》内に入れ、腹膜を介して血液中の余分な水分や老廃物を取り除きます。透析液は5〜8時間おきに入れかえます。

MEMO

### 透析療法でできること、できないこと

透析療法は腎臓の機能を代行するための治療法です。しかし、すべての機能を代行できるわけではありません。

透析で行えるのは、①クレアチニンや尿素窒素などの老廃物を排泄する、②体内の余分な水分を排泄する、③過剰なものを排泄し、不足しているものを補うことによって電解質の調整を行う、④血液のｐＨ《ペーハー》を調整して中性に保つこと、などです。

一方、透析療法では代行できないのが、①造血ホルモンの分泌、②ビタミンDの活性化、などです。これらの機能は、薬物療法によって補います。

# 体重増加とドライウエイト

**Point**
- ●ドライウエイトとは透析時基本体重のこと
- ●水分をとりすぎると、ドライウエイトを維持できない
- ●次回の透析日までの体重増加は5％程度にする

## 透析日と透析日の間は体に水分がたまりつづける

血液透析を開始すると、ドライウエイトという言葉をよく耳にすることになります。血液透析を安全に長くつづけていくために、さらには合併症を防ぐために、ドライウエイトのことをしっかりと理解しておきましょう。

腎不全の患者さんは、腎機能が高度に低下しているために、摂取した水分を尿として排泄することがほとんどできなくなります。そのため、水分をとると、その分、体重が増えてきます。

一般的には、血液透析は1週間に3回しか行われませんので、透析日と透析日の間は、体に水分がたまる一方という状態になります。透析を行うことで水分が除かれると、除いた水分量と同じだけ体重が減り、元に戻ります。

## 水分をとりすぎると心臓や血管に悪影響がおよぶ

もし、透析と透析の間にたくさんの水分をとってしまったとしたら、どうなるでしょう。

1回の透析治療で取り除くことができる水分量には限度があります。たくさんの水分が体にたまっていると、1回の透析治療では取り除けません。体の中に過剰な水分が残ってしまいます。

体内に過剰な水分がたまると、血液の量が多くなり、心臓や血管への負担を大きくします。その結果、むくみ、血圧上昇、胸痛、動悸《どうき》、息切れ、せき、たん、呼吸困難などの症状があらわれてきます。場合によっては、高血圧、心不全、肺水腫《はいすいしゅ》など

の合併症を引き起こす危険性すらあります。

## 無理のない透析のためにドライウエイトを意識する

### ■ドライウエイトが60kgの場合

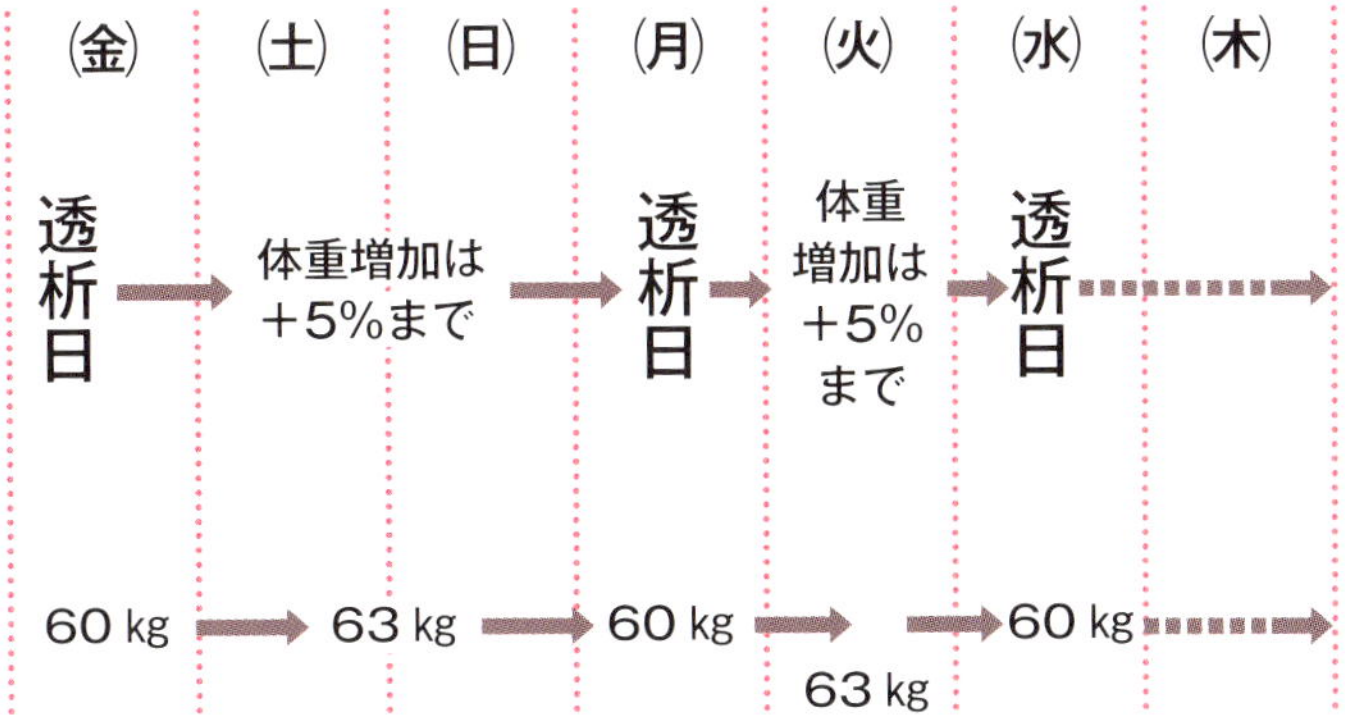


そこで、「この体重を維持しましょう」という目安として指示されるのがドライウエイトです。患者さんの体の中の水分が、過剰でもなく、かといって脱水でもなく、**ちょうど適度な状態に保たれているときの体重**のことです。

透析と透析の間は、1日半あるいは2日半あきます。この間に当然のことながら体重が増えるのですが、この増加分の体重は、次回の透析で無理なく除くことができる程度の水分量にとどめます。理想とされる体重増加率は、ドライウエイトの5％以内です。

透析治療は、増えた体重をドライウエイトにまで戻すことが基本となります。もし、1回の透析でドライウエイトにまで戻らない場合は、1週間のうちにドライウエイトになるような治療を行います。

MEMO

### 過剰な水分の貯留と低血圧

血液透析は、血液を体の外に導き出し、ダイアライザーという濾過器《ろかき》を用いて水分や老廃物を取り除きます。水分を取り除くスピードは人工腎臓装置で変えることができますが、速度を上げすぎると血液中の水分が急激に減少し、低血圧を起こす危険性が高まります。

「体に水分がたまっても、機械で取り除けばいい」と誤解している患者さんも中にはいますが、これは大きなまちがいです。透析中に低血圧を起こすと、重症の場合は生命にかかわることもあるからです。

長期にわたって安全に透析療法をつづけていくためには、水分制限をきちんと行うことが重要です。

# 透析合併症を起こさない食事療法

Point
●体力の低下を防ぐためにエネルギーは十分にとる
●たんぱく質は過剰にとりすぎないようにする
●厳しくコントロールしたいのは、塩分、水分、カリウム、リン

## なぜ食事療法は大切か透析患者さんにとって

腎不全の患者さんが血液透析を1回4時間程度受けると、体内にたまっていた終末代謝産物（尿素窒素《にょうそちっそ》など）や水分、塩分、カリウム、リンなどは非常によく除去され、血液中の量や濃度が健常人に近い程度まで低下します。

しかし、次の透析までの飲食によって、体内に再び元のようにたまってきます。このとき、もしも水分や塩分がたまりすぎると、肺水腫《はいすいしゅ》による呼吸困難を起こします。また、カリウムがたまりすぎると、不整脈の危険性が生じてきます。このため、水分、塩分、カリウムはできるだけ控えるようにしなければなりません。

一方、たんぱく質は、体にとって重要な栄養素ですが、終末代謝産物の毒素やリンの産生源ともなっています。ですから、食べるたんぱく質の量は少なすぎるのはいけませんが、多すぎてもいけません。また、各人の体格（身長）や活動量に見合ったエネルギー量を、炭水化物と脂質で適切に摂取することは、体力や健康状態を維持するのにもっとも重要なことです。

このように、透析患者さんにとって、食事療法はとても重要な意味を持っているのです。

## 塩分、水分、カリウム、リンをできるだけ控える

食事療法のポイントは次のとおりです。

**①塩分、水分、カリウム、リンを控える**

ナトリウム、水分、カリウム、リンなどが排泄されにくくなりますの

で、できるだけ摂取しないように工夫しましょう。

水分の貯留《ちょりゅう》が多いと、肺水腫による呼吸困難を起こしますので、決められた摂取量を守るようにします。非透析日の体重の増加は、ドライウエイトの5％以内にとどめます（155ページ参照）。

塩分をとりすぎると血中のナトリウム濃度が高くなり、それを薄めるために激しいのどの渇《かわ》きを覚えます。結果的に水分のとりすぎにつながってしまいますので、塩分制限は必ず実施してください。目標は1日に6g未満です。

カリウム制限は透析を行っている患者さんにとって大変に重要な課題です。カリウムがたまりすぎると、危険な不整脈の原因になることがあるからです。血液中のカリウム濃度が上昇する最大の原因は、カリウムを含む食品のとりすぎです。1日に2000㎎以下に制限します（血液透析の場合）。カリウム制限に関しては102ページを参照してください。

リンの摂取目安量は、たんぱく質の摂取目安（標準体重1kgあたり0・8～1・2g）×15㎎／日以下です。体重60kgであれば900㎎以下に制限する必要があります。たんぱく質を過剰に摂取すると、リン摂取も同時に多くなり、制限は不可能ですので、リンのコントロールのためには、まずたんぱく質の摂取をコントロールすることが大切です。

### ②適量のエネルギーを摂取する

1日にとりたいエネルギーは標準体重1kgあたり30～35kcalです。体重60kgであれば1800～2100kcalとなります。

エネルギーの不足は体力の低下、免疫力の低下、貧血、食欲不振、高カリウム血症などをまねきます。また、エネルギーが不足すると筋肉がエネルギー源として使われ、筋肉減少症（サルコペニア）におちいります。

なお、肥満している場合は、脂質異常症や動脈硬化、心臓病などの原因となりますので、目安よりも少し摂取量を減らして指示されます。

### ③良質のたんぱく質を摂取する

腎不全期まではたんぱく質の摂取に制限がありました。たんぱく質の老廃物である窒素代謝産物が尿毒症の原因となるからです。

しかし、血液透析を行うと、尿素窒素などの老廃物が取り除かれるだけでなく、1時間あたり約1gのアミノ酸が体外に排泄されてしまいます。過剰摂取はもちろん厳禁ですが、適正な量のたんぱく質の摂取を心がけてください。

1日にとりたいたんぱく質量は、血液透析を週3回行う場合は、体重1kgあたり0・9～1・2gです。

# シャントを傷めない運動と生活

**Point**

- 透析患者さんにとって、シャントは命綱のようなもの
- シャントをダメにするような運動は控える
- 重い荷物はシャントのあるほうの手で持たない

## シャントの狭窄につながる腕を強く使う運動は不可

透析療法を開始したばかりのころは、疲労を感じ、体を積極的に動かすことなどできない患者さんも多くいます。このような時期には、日々の暮らしの中に透析という治療が組み込まれていくことに、まずは慣れることを優先しましょう。しかし、あまりに運動不足になるのはよくありません。

しだいに透析のある生活に慣れてきたら、少しずつ体を動かすことをはじめてみましょう。腎臓の残存能力を低下させないためには、ある程度の運動が必要です。

とはいえ、無理は決してしないでください。激しい運動は不可です。翌日に疲れを残さない程度の軽い運動にとどめましょう。また、腕につくった血液の取り入れ口（シャント）にダメージをおよぼすような運動も避けたほうがよいでしょう。

避けたほうがいいのは、バレーボールのように直接シャント部にボールがあたるような種類のものです。激しい運動ではなく、ウォーキング、水中ウォーキング、サイクリング、ラジオ体操、水泳などの軽い運動がおすすめです。

なお、基本的に運動は非透析日に行いましょう。透析を行った当日は血圧が不安定になりがちですから、気をつけてください。

腹膜透析の患者さんは、24時間ずっと透析を行っていることになりますので、血液透析の患者さんのように透析日と非透析日の体調のちがいがありません。また、シャントをつくらずにすむので、運動の制約は少なくなります。

## 不用意な行為からシャントを守るには

血液透析を行っている患者さんにとって、腕につくったシャントは命綱のようなものです。些細な動作でシャントが狭くなったり、つぶれてしまうこともありますので、十分に気をつけてください。シャント手術から3カ月の間は狭窄《きょうさく》が起きやすいので注意しましょう。

シャントの狭窄は強く圧迫することによって起きやすくなります。運動を行うときには十分な注意が必要ですが、日常生活の中でも次のような行為は慎みましょう。

●バッグや重い荷物をシャントのある側の腕にかけるのはやめましょう。重いものはシャントのないほうの手で持つように習慣づけます。

●シャントのあるほうの腕で腕枕をするのはやめましょう。

●寝ている間にシャントのある腕が体の下敷きにならないように気をつけましょう。

●シャント部を強くたたくのは禁物です。蚊に刺されてたたいたことでシャントの狭窄をまねいたケースもあります。

●袖口を強く締めつけるような衣服は血液の循環を阻害し、シャント部の狭窄の原因になります。

●腕時計は、なるべくシャントのあるほうの腕にはつけないようにしましょう。

●シャント部の静脈には、動脈から血液が流れ込んでいますので、しだいに太く発達して皮膚の上に盛り上がってきます。人目に触れるのをいやがる患者さんも多いのですが、長袖を着用することでカバーすることができます。長袖の着用は、シャント部の保護にもつながります。

MEMO

### シャントのセルフケアと管理

シャントの狭窄や閉塞《へいそく》を早期に発見できるように、自己管理を行いましょう。シャントが閉塞すると別の場所に再びつくり直さなければならなくなることもありますが、発見が早ければカテーテルで拡張させるだけですむことがあります。

シャント部に耳をあてて音を聞きます。聴診器があれば最適です。血流量が豊富ならシャント部からザーザー、あるいはゴーゴーという音が聞こえてきます。一方、シャント部に狭窄があると、シャッシャッ、キュンキュンなど短く鋭い音に変わります。こうした音が聞こえた場合や、いつもとちがう音がする場合は、シャントが狭くなっているサインかもしれませんので、すぐに受診しましょう。

# 快適な日常生活の過ごし方

**Point**

- 透析生活に慣れてきたら、楽しみを見つけよう
- 旅行に行くときは、早めにスケジュールを立てる
- 不眠や便秘も、工夫すれば解消できる

## 透析をはじめてもできることはたくさんある

現在、日本で腎不全のために透析療法を受けている患者さんは約33万人です。「そろそろ透析の準備をはじめましょうか」と医師から言われた患者さんの多くは、「とうとう来たか」という絶望感や挫折感などで落ち込む日々を必ず経験するといいます。しかし、透析に慣れるにつれて、生活の中に喜びや楽しみを見出し、いきいきと暮らしている患者さんもたくさんいます。

透析療法を行っていても、できることはたくさんあります。できないことを数え上げたほうが早いぐらいです。

ほんのちょっと手間や時間はかかるかもしれませんが、さまざまなことに積極的にチャレンジしていきましょう。

## 週末を利用すれば2泊3日の旅行にも行ける

旅行は、ストレス解消や気分転換にうってつけです。透析を組み込んだ生活に慣れてきたら、旅行の計画を立ててみませんか。透析終了後の週末を利用すれば、2泊3日の旅行も可能です。

ただ、旅行中は食事や飲水の制限を実行することがむずかしくなりますので、気をつけましょう。また、薬も忘れずに持参しましょう。「**いつも通りの食事コントロール**」を心がけ、休憩時間をたっぷりととれるゆったりとしたスケジュールをつくります。

3泊以上の旅行の場合は、旅行先で透析治療を1回受ける必要があります。通院している病院やクリニッ

## ■旅行に行くときは

［3泊以上の場合］

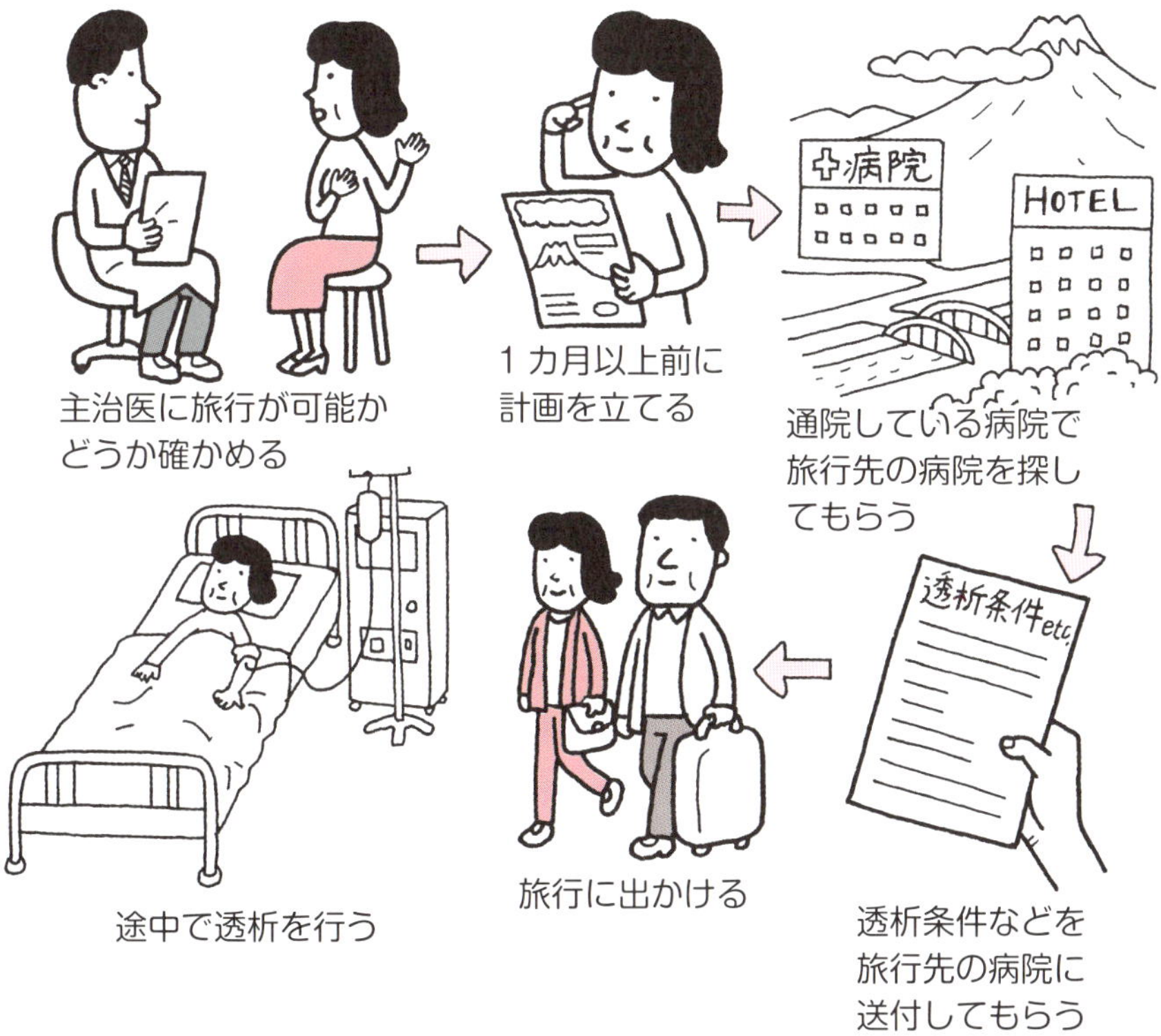
主治医に旅行が可能かどうか確かめる
1カ月以上前に計画を立てる
✚病院
HOTEL
通院している病院で旅行先の病院を探してもらう
透析条件etc.
透析条件などを旅行先の病院に送付してもらう
旅行に出かける
途中で透析を行う

クに旅行のスケジュールを話し、旅行先の病院の選定、透析条件の送付などを依頼しましょう。これらの手つづきには時間がかかりますので、できれば1カ月ぐらい前から準備をはじめます。

　海外旅行も同様ですが、**国によって透析技術のレベルに大きな差があります**ので、十分に事前調査をする必要があります。透析の患者団体が主催するツアーもあります。

## 条件さえととのえば妊娠・出産も可能になる

「透析を受けている人は妊娠・出産ができないのではないか」と考えている若い女性は多いものです。たしかに、以前は透析患者さんの妊娠・出産は禁忌《きんき》とされていました。

　現在でも、リスクが高いことに変わりはありませんが、透析技術の進歩や貧血の改善などにより、決して不可能ではなくなっています。妊娠・出産の希望がある場合は、主治医に相談してみましょう。患者さんの病態にもよりますが、条件さえととのえば、決して不可能なことではありません。

また、腎移植を行った上で妊娠・出産をするという方法もあります。腎移植を受けたすべての女性に妊娠・出産が可能というわけではありませんが、手術後に腎機能や血圧が安定しており、たんぱく尿が消失しているなどの条件がクリアできれば、安全に妊娠・出産できる確率が格段に高くなります。

現在、腎移植を受けた女性の出産率は80％で、流産率は20％です。

## かゆみによる不眠は透析患者さんの大きな悩み

透析開始後に、それまでには感じていなかった小さな「不快」に悩まされることもあります。

その一つが不眠です。睡眠不足になると、体力はもちろん気力にも悪影響がおよんできます。睡眠中に感じるかゆみや足の不快感など、透析患者さんならではの不快な症状によって不眠がもたらされることもあります。

透析患者さんの多くが、日常的にかゆみを感じているといいます。原因は、角質《かくしつ》の水分不足などによる皮膚の異常、かゆみを起こす物質の体内への蓄積、神経の異常、などが考えられています。かゆみ止めの薬がよく効く場合もありますが、次のような方法を試してみてはいかがでしょう。

●入浴のときに、浴用タオルなどで強くこすらない。
●石けんで皮脂をとりすぎない。
●化学繊維や毛織物の着用を避ける。
●爪で強くかかない。

## ベッドに横になると足がむずむずする……

足の不快感も、多くの透析患者さんが感じています。

主に下肢《かし》に虫がはうような異常な感覚があり、足を動かしつづけないとがまんができません。これを**レストレスレッグ症候群（むずむず足症候群）**といいます。足を動かしつづけたり、足を強くたたいたり、足底をこすり合わせるなどの行為をしないと落ち着きません。横になっているときになりやすいので、睡眠不足におちいるケースもあります。

こうした異常感覚は健康な人でも見られますが、透析患者さんでは発生率が高く、10～20％の患者さんに見られます。確実な解消法はありませんが、足踏みをすることで気にならなくなることもあります。薬物療法が有効な場合もあります。

## ■カリウムが少なく、食物繊維の多い食品

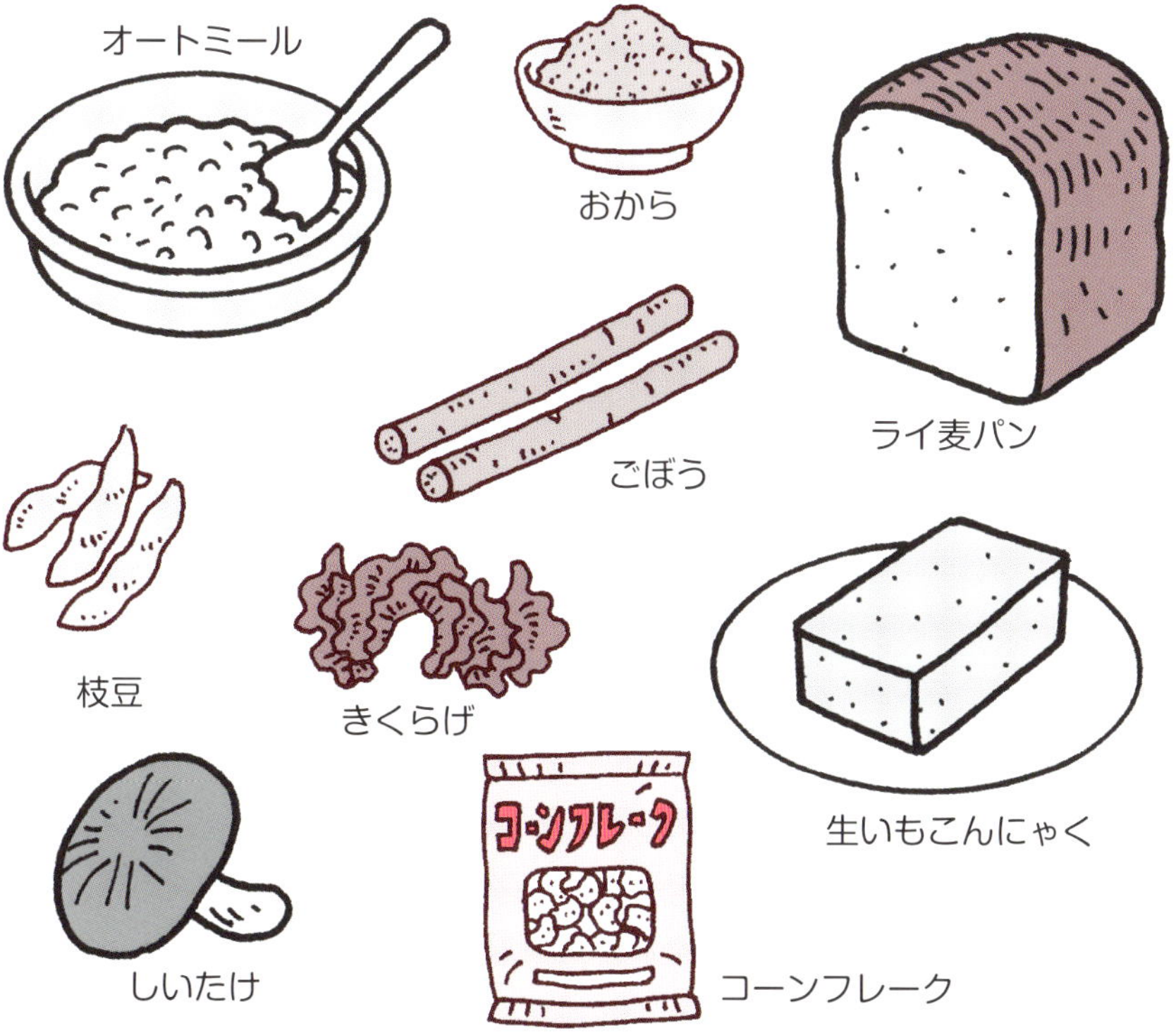
オートミール
おから
ライ麦パン
ごぼう
枝豆
きくらげ
生いもこんにゃく
コーンフレーク
しいたけ
コーンフレーク

※含有するカリウム量が少ない食品でも、多量に食べると摂取カリウム量が多くなってしまいます。食べすぎは慎みましょう。

## 低カリウムの食物繊維で水分不足による便秘を解消

透析患者さんは、水分やカリウムなどの摂取制限を行っています。カリウムは主に野菜に含まれていますので、カリウム制限をすると、食物繊維不足になりがちです。これに加えて水分の摂取制限がありますので、便秘になりやすい傾向があります。

便秘を効率よく予防するには、1日に20g程度の食物繊維を摂取する必要があります。食物繊維を多く含み、カリウムの含有量が少ない食品を積極的にとるようにしてください。カリウムの少ない食物繊維補助食品も市販されていますので上手に活用しましょう。

また、オリゴ糖の摂取もおすすめです。オリゴ糖はごぼうやたまねぎ、いんげん、あずきなど、野菜の根や種の部分に多く含まれています。

# 透析療法で起きる慢性合併症

**Point**

- 透析の年月が長くなるほど、合併症が生じやすい
- 定期的な検査や自己管理で予防できる合併症もある
- 多いのは、心不全、感染症、脳卒中など

## 透析の正しい知識で合併症を防ごう

透析療法を長期間にわたってつづけていると、さまざまな合併症があらわれてくる場合があります。

腎機能がしだいに低下しはじめた段階から生じているものもあれば、透析治療の限界によって生じるものもあります。できるだけ合併症を起こさないように適正な透析を行うとともに、薬物療法によって症状の改善をはかります。こうした合併症の対策は、以前にくらべれば格段に進んでいます。だれにでも必ず起きるというものではありませんので、むやみに心配する必要はありません。

透析療法の経過を良好にするためには、透析に対する正しい知識を持ち、生活全般にわたって自己管理を行う必要があります。定期的に行う検査のデータを日々の生活に生かせるように心がけてください。

## 定期的な検査で合併症を早期にみつける

主な合併症について簡単に解説しましょう。

### ●心血管障害

現在、透析患者さんの死因でもっとも多いのが心不全です。もともと、狭心症などの病気を持っている人が多いこともありますが、それに加えて、水分・塩分の貯蓄、高血圧などによって心臓に過大な負担がかかることも大きな原因です。また、高リン、あるいは高カルシウムによる血管石灰化が起こることも一因です。

定期的に心電図や心臓の超音波検査（心エコー）、胸部X線撮影、血液検査などを行い、心臓の状態をチェックすると安心です。

## ●感染症

透析患者さんの死因の第2位が感染症です。肺炎、結核、肝炎、尿路の感染、シャント部の感染などを起こしやすく、免疫力が低下しているために重症化しやすくなります。

シャント部は、透析治療ごとに針を刺しますので、清潔を保てるように注意しましょう。シャント部が感染を起こすと、針穴の周辺が赤くなったり、腕全体に痛みや熱感が生じてきます。ときには発熱することもあります。このような場合はすぐに診察を受けます。

## ●脳卒中

透析患者さんは高血圧を有していることが多いので、脳卒中が起きやすくなります。しかし、高血圧や動脈硬化などに対する治療が進むにつれ、脳卒中を起こす患者さんは減少傾向にあります。

## ●骨や関節の異常

透析を長期間つづけていると、骨や関節に異常があらわれる頻度が高くなります。骨や関節に痛みが生じたり、骨が弱くなって骨折しやすくなったり、骨格が変形することもあります。これは、腎不全によってリンの排泄やビタミンDの活性化ができなくなり、カルシウムの代謝が悪くなってくることが原因です。

また、アミロイドという物質が骨や軟骨組織に沈着しやすくなり、これによっても首や腰の痛み、歩行障害、手のしびれなどが生じることもあります。

## ●悪性腫瘍

悪性腫瘍は日本人の死因の第1位なので、透析患者さんの発生率も高くなっています。発がんのピークは透析導入期と、長期透析患者さんが高齢になった時期の2つです。直腸がん、胃がん、肺がんなどが多く見られます。

MEMO

### 透析導入時に起きる不均衡症候群

まれに、血液透析を導入したばかりの患者さんに、透析をはじめて2〜3時間たって、頭痛、吐き気、脱力感などの症状があらわれることがあります。

これは不均衡症候群といい、血液と脳の尿毒症物質の抜け方の差によって起こると考えられています。導入期の患者さんに起こりやすいのは、体内に老廃物が多量にたまっているからです。ゆっくりと無理のない透析を行うことで、不均衡症候群を予防することができます。

また、透析に慣れるにつれて起きにくくなりますが、食事療法によって体内に多量の老廃物をため込まないようにすることも大切です。

# 腎移植を受けるには……

Point
- 腎移植はもっともポピュラーな移植手術
- 免疫を抑制することで、拒否反応を抑える
- 移植後は、腎機能が低下しないような暮らしを

## 腎移植によって健康人と同じ生活ができる

腎不全に至った患者さんの治療法の一つが、腎移植です。

透析療法はすぐれた人工臓器による治療法ですが、腎臓が行っているすべての機能を代行できるわけではありません。また、週に3回、3～5時間にもわたる治療の負担は、心身ともに大きいものがあります。さらに、長い年月にわたってつづけていると、さまざまな合併症もあらわれてきます。

腎移植は、こうした透析療法の限界を超える可能性を持った治療法です。移植というと垣根が高いと感じている患者さんも多いと思いますが、腎移植はもっともポピュラーな移植手術です。基本的な知識を持っておくことは大事なことです。

近年、腎移植の成績はめざましく向上しています。日本では臓器移植の件数ではトップを占めており、移植後の10年生着《せいちゃく》率（移植した腎臓が機能している割合）は70％以上となっています。

腎移植のすぐれている点は、**生活の質（QOL）の向上**です。専門病院やクリニックで長い時間をかけて血液透析を行う必要がなくなり、健康な人とほとんど同じ生活を送ることができるようになります。

## 生体腎移植と献腎移植の2つの方法がある

腎移植には、生体腎移植と献腎移植があります。腎臓を提供する人をドナー、移植を受ける人をレシピエントと呼びます。

**●生体腎移植**

ほとんどの場合、家族や血縁者が

## ■腎移植手術

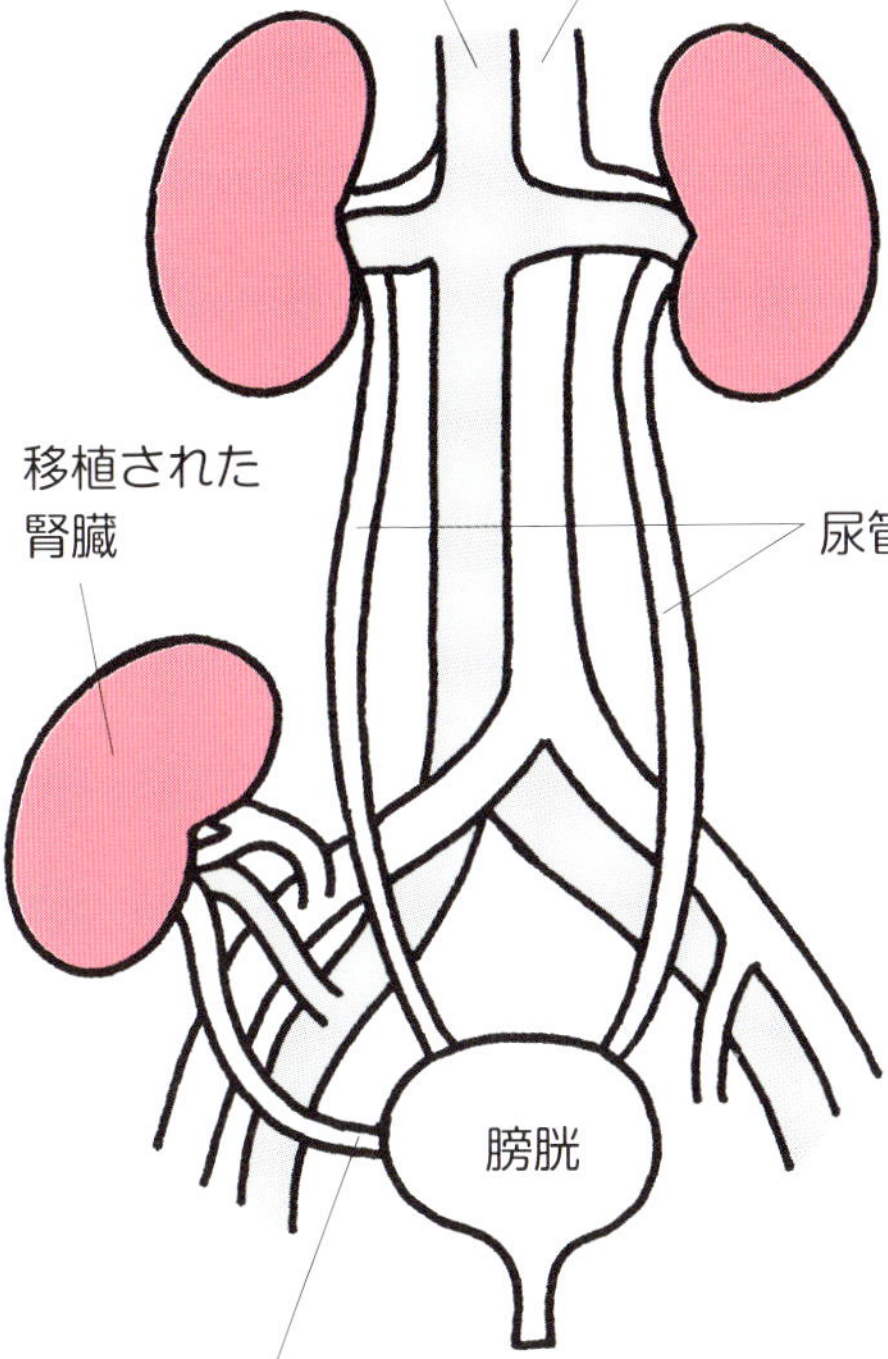


右下腹部を切開し、骨盤の中にドナーの腎臓を埋め込み、血管と尿管は、動脈、静脈、尿管につながれます。もともとの腎臓は、基本的にそのままにします。

**ドクターアドバイス**

**「腎移植後には、透析の合併症も消失していきます」**

腎移植から２～３カ月程度たつと、皮膚のかゆみや黒ずみ、骨や関節の痛みなどの合併症はほとんど消えていきます。また、移植した腎臓がきちんと機能しはじめると、女性ホルモンの分泌や排卵などが回復し、妊娠・出産が可能になります。

ドナーになります。もっとも多いのは親子間の移植ですが、夫婦間の移植も多くなっています。

腎臓を提供したあとも、ドナーが正常な腎機能を保ちながら社会生活を営めると判断できることが、移植の大きな条件です。この条件がクリアされれば、70歳を過ぎてもドナーになることは可能です。

### ●献腎移植

心停止、あるいは脳死のドナーからの移植です。日本臓器移植ネットワークを通じ、移植を希望するレシピエントに移植を行います。献腎移植を希望する場合は、日本臓器移植ネットワークへの登録が必要です。

## 献腎移植を受けるにはあらかじめ登録が必要

腎移植を受けるためには、移植手術に耐えられるだけの体力があることが第一条件です。献腎移植を希望する場合は、血液透析を受けている病院の主治医に紹介状を書いてもらい、移植を行っている病院で診察を受けます。

手術や手術後の免疫抑制薬による治療などに耐えられるだけの体力があると確認されたら、血液型や組織適合性などの検査を受け、ここでようやく日本臓器移植ネットワークに登録することができます。

適合するドナーが出た場合には、登録順に連絡が行われます。連絡を受けたら、ただちに移植を行う病院にかけつけ、手術を受けることになりますので、常に心の準備をしておく必要があります。ほとんどの場合、移植手術は連絡があった当日に行われます。

## 手術後は免疫抑制薬で拒否反応を抑える

手術は全身麻酔で行われます。患者さんの腎臓は原則的にそのままにして、右下腹部にドナーから提供された腎臓を移植します。

手術時間は、患者さんの状態にもよりますが、4時間ぐらいです。生体腎移植の場合は移植後すぐに排尿が見られます。献腎移植ではやや遅れますので、その間は透析によって体内にたまった水分や老廃物の排出を行います。

移植後には、移植された腎臓に対する拒絶反応があらわれます。この反応を抑えるために免疫抑制薬が用いられます。手術直後は大量投与を行いますが、経過とともに量を減らしていきます。免疫抑制薬は移植した腎臓が生着《せいちゃく》している限り、半永久的に飲みつづけることになります。

手術直後は強化治療室で過ごし、合併症の徴候がなければ一般病棟に移ります。手術から退院まで、1カ月前後というのが一般的です。

## 免疫抑制薬は必要だがほぼ自由な生活が可能に

退院後は定期的に受診し、移植した腎臓の機能を調べたり、投薬量の変更などを行います。

仕事や学校への復帰は、医師の指導を受けながら進めていきます。食事や水分の制限の必要性がなくなりますので、自由な生活を送ることができるようになります。長期間の旅行も行けるようになり、生活の質は格段に上がります。

手術から半年程度たつと、運動も自由にできるようになります。ただ、移植後は骨密度が低下することがありますので、弱い運動からはじめ、徐々に体を慣らしていきましょう。

少量とはいえ、免疫抑制薬を服用しつづけることになりますので、カゼなどの感染症には十分気をつけてください。

## ■生体腎移植のドナーのスケジュール

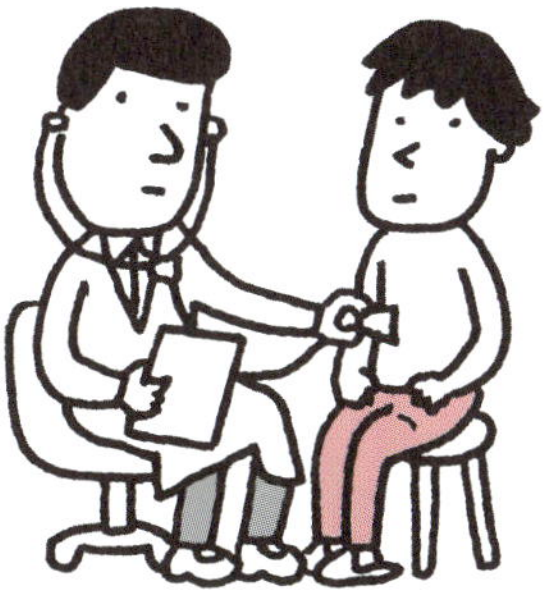

腎移植の手術予定日の３カ月ぐらい前に、片方の腎臓を提供しても健康に問題がないか、さまざまな検査をします。

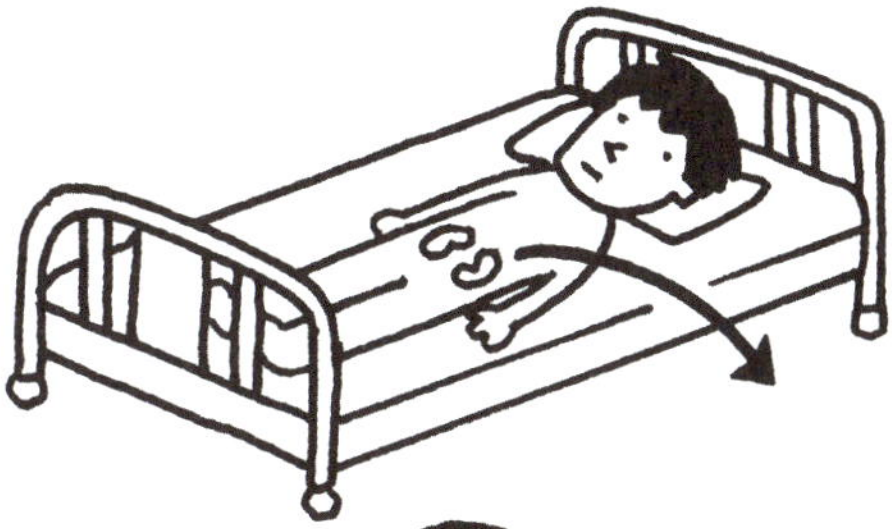

移植手術の数日前に入院し、腎臓を取り出します。すぐにレシピエントへ移植します。最近では、体に負担がかからず、傷痕も残りにくい腹腔鏡下腎摘出手術のような手術が主流になりつつあります。

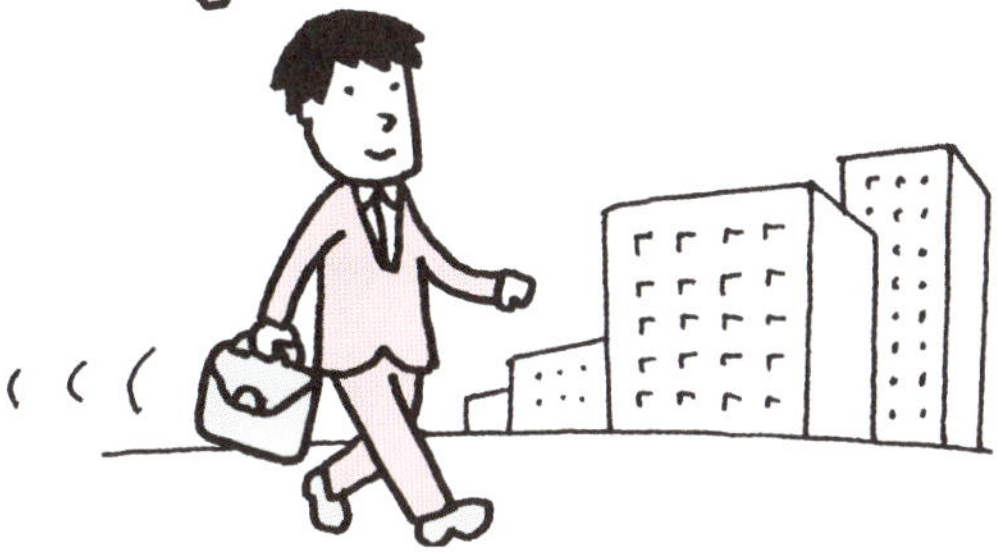

手術後、１週間程度で退院できます。社会復帰も以前にくらべると早まりました。

MEMO

### 腎移植後の生活上の注意点

移植した腎臓の機能を長く保つためには次のような注意が必要です。もっとも大事なことは、免疫抑制薬をきちんと内服することです。規則正しい生活を送り、感染症にかからないように注意しましょう。

移植後は、それまでのきびしい食事制限から解放されるあまり、つい食べすぎてしまうことも多いものです。

肥満、高血圧、糖尿病、脂質異常症などの生活習慣病を起こさないように心がけましょう。暴飲暴食は、腎機能を低下させる元凶です。

# 腎臓病をさらによく知るためのQ&A

## 病気全般

### Q 夜、トイレに何度も行くのは腎臓が悪い証拠？

**夜寝てから起床までの間に、2回か3回、トイレに起きてしまいます。年のせいなのでしょうか、それとも腎臓病なのでしょうか。**

**A** 年をとると、眠りが浅くなってきます。目が覚めると、「ちょっとトイレに行ってこようか」と、尿意の有無にかかわらずトイレに行く人はけっこう多いものです。しかし、多くの場合、こうした行動の背景には何らかの病気が隠れています。

1回の尿の量が少ないような場合には、前立腺肥大の初期症状であることが多いようです。膀胱《ぼうこう》の排尿筋が不安定になり、小さな刺激でも尿意を催すことによる頻尿《ひんにょう》です。

一方、トイレに行くたびに大量の尿が出るような場合は、腎臓の機能が低下している可能性があります。健康な腎臓は、血液中の水分を無駄に排泄《はいせつ》しないように尿を濃縮《のうしゅく》しています。特に夜間には、排尿をコントロールする抗利尿ホルモンが昼間より多く分泌され、尿をさらに濃縮して量を少なくしています。

ところが、腎臓の機能が落ちてくると、尿を濃縮する力が低下してきます。その結果、薄い尿がたくさん出るようになり、夜間に何度もトイレに通うようになってしまうのです。加齢による心配のない頻尿かもしれませんが、慢性腎臓病はほとんど自覚症状なしに進行していきますので、念のために腎臓内科で検査を受けたほうが安心です。

なお、昼夜にかかわらずたくさん水を飲み、尿の量も回数も多いという場合は、糖尿病が疑われます。また、心臓が血液を送り出す力が低下していると、夜間に尿量が増えてきます。むくみがあるようなら、心不全ということも考えられます。

### Q むくみがあれば腎臓の病気の可能性がある？

**最近、むくみが気になります。特に、疲れると足や顔がはれぼったくなります。腎臓病なのでしょうか。**

**A** たしかに、むくみと腎臓病は深い関係があります。しかし、むくみがすべて腎臓病であるとは限りません。むくみを生じる病気には次のようなものがあります。

**●うっ血性心不全**

心臓の収縮力が弱まり、十分な血液を送り出せなくなった状態が心不全です。血液を送り出せないと、同時に血液が戻る力も弱まります。その結果、心臓に戻るべき静脈に血液がたまり、静脈内の圧力が高まって血管壁から水分がしみ出してきます。これがむくみにつながります。

**●肝硬変**

肝細胞が壊れた部分に線維が増え、肝臓が文字通りかたくなってしまう病気が肝硬変です。肝硬変になると肝臓全体の血液が流れにくくなり、胃腸などの消化管から肝臓に向かう静脈の血圧が高くなります。その結果、むくみがあらわれてきます。

肝硬変では、肝臓でのたんぱく質の合成が低下しますので、低たんぱく血症によるむくみも生じます。

**●甲状腺機能低下症（橋本病など）**

甲状腺ホルモンの産生が低下すると、全身の臓器や器官の働きが低下して倦怠《けんたい》感や気力の低下などの症状が起きてきます。むくみも症状の一つですが、これはムコ多糖類《たとうるい》という物質が皮下にたまることによって生じます。腎臓病やうっ血性心不全のむくみとちがい、指で押してもへこみません。

## ■むくみの種類

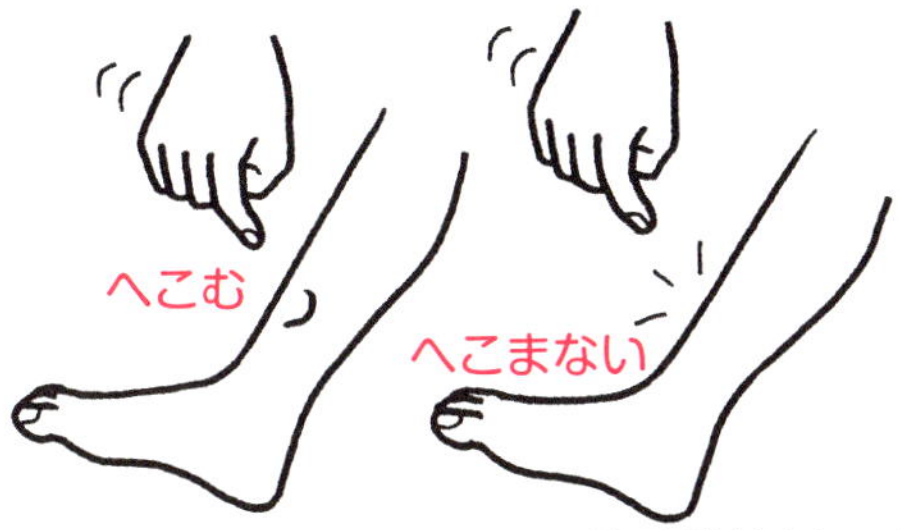


●腎臓病
●うっ血性心不全
●肝硬変　など

●甲状腺機能低下症

## Q 痛風になると腎臓が悪くなるの？

**尿酸値が高いと指摘されました。痛風になると腎臓も悪くなると聞きましたが、ほんとうでしょうか。**

**A** 尿酸が体内でたくさん産生されたり、腎臓からの排泄が不良になると、尿酸値が高くなってきます。尿酸値が高くなると、尿酸の結晶が関節に沈着し、足の親指の付け根などに激しい痛みをともなう急性の関節炎が生じます。これが痛風発作です。

軽度のたんぱく尿や血尿が見られ、尿沈渣《ちんさ》中に尿酸結晶が多数見られた場合は、痛風腎の可能性があります。

内臓脂肪がたまってメタボリックシンドロームと診断された人は、痛風や痛風腎になりやすいので、十分に気をつけてください。

## Q 両親が慢性糸球体腎炎の場合子どもにも遺伝する？

**両親ともに慢性糸球体腎炎で治療をしており、父は近々血液透析をはじめることになっています。こうした病気は子どもに遺伝するものなのでしょうか。**

**A** 大半の腎臓病は遺伝しません。

特に、慢性腎臓病は、糖尿病や高血圧などの生活習慣病が発症の引き金となることが多く、免疫機構の異常、感染などによっても引き起こされます。

腎臓病のごく一部ですが、遺伝によって起きるものもあります。総称して、家族性・遺伝性腎疾患と呼びます。多発性嚢胞腎《のうほうじん》(62ページ参照)は、こうした遺伝性の腎臓病の一つです。このほか、神経性難聴《なんちょう》をともない、20歳前後で腎不全におちいるアルポート症候群、酵素の遺伝的欠損や活性の低下によって起きるファブリー病などがあります。

慢性糸球体腎炎は、遺伝する病気ではありませんが、家族の生活形態は似てきますので、念のために腎臓内科を受診したほうが安心でしょう。

## Q 高齢者の腎臓病の場合特に気をつける点は？

**78歳の父が慢性腎臓病と診断されました。高齢者の腎臓病の場合、特に気をつける点はありますか。**

**A** 腎臓は、加齢とともに機能が低下していきます。したがって、高齢者には慢性腎臓病の患者さんが少なくありません。70歳以上では、約30％の人が慢性腎臓病というデータもあります。

特に、動脈硬化が原因で起こる腎硬化症は、高齢者に多く認められます。

慢性腎臓病と診断されたら、末期腎不全に進行するのを防ぐためにも、早期に適切な治療が必要です。

さらに、糖尿病性腎症や腎硬化症による慢性腎臓病は、末期腎不全のリスク因子だけでなく、脳卒中や心筋梗塞など心血管疾患とも関係があることがわかってきました。

高齢者の場合は、糸球体濾過《ろか》量（ＧＦＲ）が40未満になると、腎機能の低下が加速しやすいので、特に注意が必要です。

## Q 腎臓病でも妊娠・出産は可能？

**20代の女性です。慢性腎臓病と診断されましたが、今後、妊娠・出産は可能ですか。**

**A** 妊娠すると、胎児や胎盤、大きくなった子宮などのために、通常より約1・3倍の血液量が必要

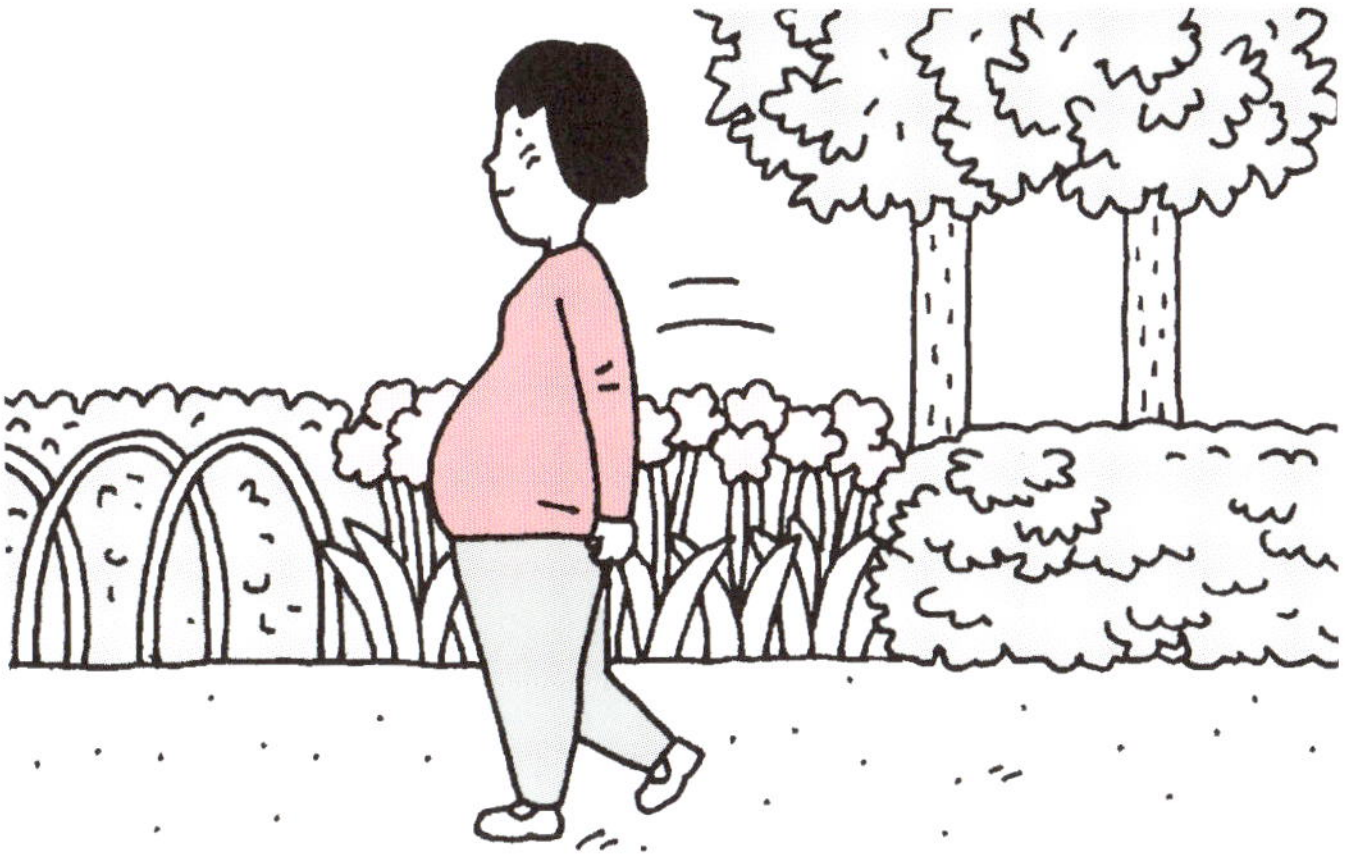

となります。また、腎臓には老廃物を尿として体外に排泄する働きがありますが、胎児の分の老廃物の処理も母親の腎臓が行うことになるので、腎臓により大きな負担がかかります。

そのため、妊娠中や出産後には、体内に蓄積した老廃物によって、腎不全や尿毒症になりやすくなります。また、流・早産率、胎児発育遅延、胎児死亡などの頻度も高くなるので、十分に注意が必要です。

妊娠・出産に関しては、主治医とよく相談する必要がありますが、目安としては、尿検査や血液検査の経過が比較的長期にわたって安定していて、高血圧や高度のたんぱく尿がなく、腎機能が「正常または軽度低下」であれば、妊娠・出産は十分に可能だといえます。

ただし、腎機能が「中等度低下」である場合には、状態にもよりますが、原則として妊娠はすすめられません。「高度低下」では、妊娠はすすめられません。

また、慢性腎臓病の患者さんが妊娠した場合は、妊娠高血圧症候群(妊娠中毒症）に十分に注意する必要があります。妊娠中に血圧が高くなるのは、胎児に栄養を送るために、妊娠前より高い血圧を必要とするからです。

さらに、妊娠中は腎臓に負担がかかるために、たんぱく尿が出やすくなります。

妊娠中の投薬は、胎児への影響を考えなければなりません。慢性腎臓病の患者さんによく使われるＡＣＥ阻害薬（アンジオテンシン変換酵素阻害薬）やＡＲＢ（アンジオテンシンⅡ受容体拮抗薬）といった降圧薬は、妊娠中、または授乳中は使えません。妊婦さんが服用すると、新生児腎不全や発育不全、骨形成不全などのリスクがあるからです。妊娠中に使われる降圧薬としては、メチルドパ（商品名：アルドメット）という中枢性交感神経抑制薬や、αβ遮断薬、カルシウム拮抗薬などが一般的です。

## Q 子どもの腎臓病で注意すべきことは?

**子どもが腎臓病と診断されました。どんなことに気をつけたらよいでしょうか。**

**A** 子どもの腎臓病は、学校検尿で見つかる糸球体腎炎や、生まれつきの腎尿路疾患（先天性腎尿路疾患）であることが多く、成人とは多少原因が異なるため、専門医を受診することをおすすめします。

血圧のコントロールは必要ですが、子どもの血圧の基準値は成人と異なるので、注意が必要です。その上で、浮腫《ふしゅ》が認められる場合や高血圧の場合には、塩分の制限、必要なら降圧薬を用います。

子どもの場合、成長や発達をさまたげてしまうため、原則としてたんぱく質の制限は行いません。

また、摂取カロリーが不足すると、成長に悪影響をおよぼすので、年齢別エネルギー所要量を目安に摂取します。ただし、肥満がある場合は、カロリーのとりすぎに注意しながら、必要なエネルギーを摂取します。

運動不足は肥満や高血圧につながるので、基本的に運動制限はしません。

## Q 腎臓病は治らない?

**一度腎臓病になると完治はむずかしいのでしょうか。**

**A** 一度失われた腎臓の機能は、多くの場合、回復することはなく、慢性の腎臓病となります。ただし、近年の治療技術の進歩によって、早期に治療を開始すれば、腎機能の低下を防いだり、進行を遅らせることができるようになりました。

基本的に、腎臓病は、程度が軽くて進行する心配がなければ、ほとんど治療する必要はありません。しかし、進行するタイプの腎臓病では、放置すれば腎不全から尿毒症に至るおそれがあるので、食事療法や薬物療法など、進行を防ぐための治療が必要です。

腎臓病の中には、薬物療法が非常によく効いて完治してしまう種類の病気もありますが（急性糸球体腎炎など）、一方では、薬の効果がほとんど期待できないような腎臓病も少なくありません。慢性化してしまった腎臓病の場合は、残念ながら、根治的な薬がまだ開発されていませんが、薬物療法が進行抑制に働く効果は大いに期待できます。

腎臓病とは、気長に根気よくつきあう心構えが大切です。

子どもの腎臓病の場合、原則としてたんぱく質制限は行わない。また、摂取カロリーが不足しないように気をつける

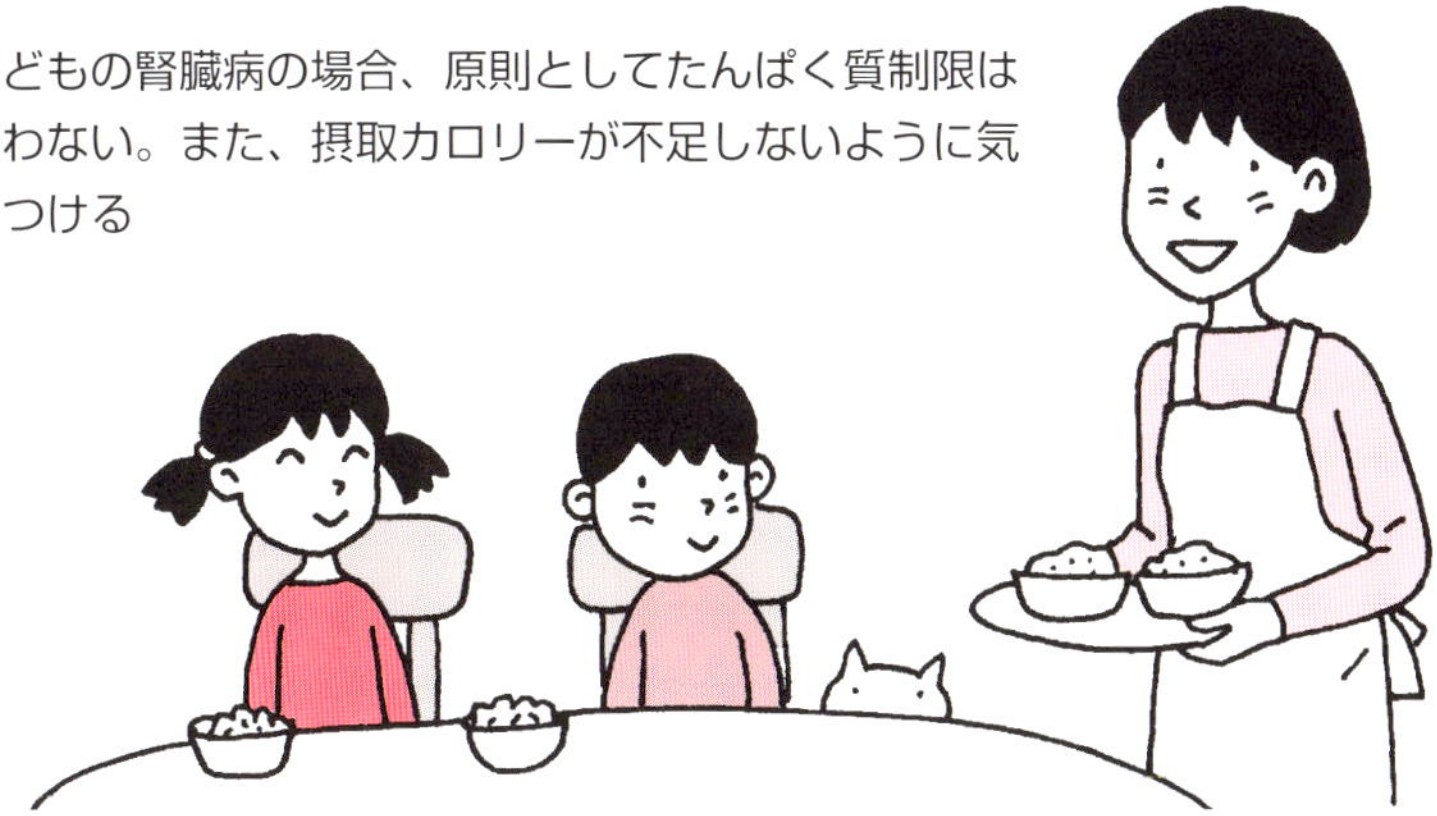

## 食事・日常生活

### Q 腎臓病では必ず食事コントロールが必要?

慢性の腎臓病で、先生からいろいろ食事の話を聞きました。腎臓病になったら、どうしても食事療法をしないといけないのでしょうか。

**A** 腎臓には、血液を濾過して老廃物を取り除くという働きがあります。その働きが衰えた状態で、塩分、たんぱく質、カリウム、リンなどをとりすぎると、腎臓にさらに負担がかかり、腎臓病を悪化させてしまいます。したがって、慢性腎臓病で腎機能が低下しているような場合には、食事内容の調整が不可欠となります。

食事コントロールを行う目的としては、次のような点があげられます。

①腎機能低下の進行を抑える。

②体内の塩分、水分、カリウム、リンなどの量や濃度を正常近くに維持する。

③窒素化合物などの老廃物による尿毒素が体内に蓄積するのを抑制する。

④健全な日常生活活動ができるような栄養状態を維持して、長寿をめざす。

食事療法といっても、工夫次第でおいしく食べられますので、ぜひ積極的に取り組んでください。ただし、病気の進行度や合併症の有無などによって内容は異なりますので、自己流ではなく、必ず医師や管理栄養士の指導を受けるようにしてください。

### Q 塩分制限は一生必要?

塩辛いものが好きなのですが、腎臓病になると、一生塩分制限が必要なのでしょうか。

**A** 日本人の平均塩分摂取量（総数）を見ると、1995年には13・2gであったものが、2014年には10gと、少しずつ減ってはいますが、欧米などとくらべると、まだまだ多すぎるというのが実態です。ですから、基本的に、日本人全体にとって塩分コントロールは重要です。

塩分をとりすぎると、高血圧などの生活習慣病のリスクが高くなります。この機会に、ぜひ食習慣を見直しましょう。

高血圧になると、慢性腎臓病を悪化させ、腎臓病がさらに高血圧を悪化させるという悪循環におちいります。また、塩分をとりすぎて、体内の塩分濃度が高くなると、水分の排出を防ごうとするので、むくみやすくなります。腎臓病の進行抑制だけでなく、高血圧やむくみなどを防ぐためにも、塩分コントロールが必要であることを理解しましょう。

## Q 塩分のとりすぎを防ぐコツは？

**腎臓病になって、なるべく薄味を心がけていますが、それでも先生からはもっと塩分を減らすようにと言われています。何か塩分のとりすぎを防ぐコツはありますか。**

**A** 塩分の摂取量を減らすには、単に薄味を心がけるだけでなく、塩分をとりすぎない食べ方や調理の仕方にも工夫が必要です。

本文でも紹介しましたが、それ以外にも減塩に役立つコツをいくつかあげてみましょう。

**●酸味や香辛料を使う**

酢や柑橘《かんきつ》類（レモン、ゆず、すだちなど）の酸味や、とうがらし、こしょう、山椒、わさび、カレー粉などの香辛料を上手に利用すると、減塩でもおいしく食べることができます。食塩は、1、2品に重点的に使うとよいでしょう。

**●香味野菜を使う**

青じそ、ねぎ、みつ葉、セロリ、みょうが、にんにく、しょうがなどの香味《こうみ》野菜をうまく利用すると、薄味の料理でもメリハリがつき、おいしく食べられます。

**●料理にとろみをつける**

煮物や炒めものには、食塩を無駄なく利用するために、片栗粉、くず粉を使ってとろみをつけ、あんかけ料理風にすると食べやすくなります。

**●料理は1人分ずつ盛りつける**

家族で食事をするときに、大皿や大鉢にいっしょに盛りつけると、自分がどれだけ食べたかわかりにくく、塩分のとりすぎにもつながります。主菜、副菜をそろえて、小鉢や小皿に盛りつけましょう。

**●料理はあたたかいうちに食べる**

## ■ 塩分のとりすぎを防ぐには

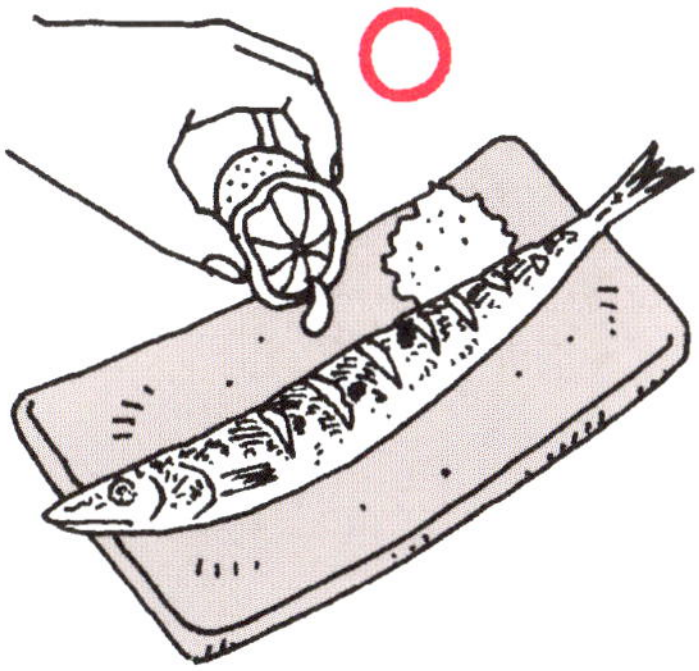

酸味や香辛料を上手に利用する

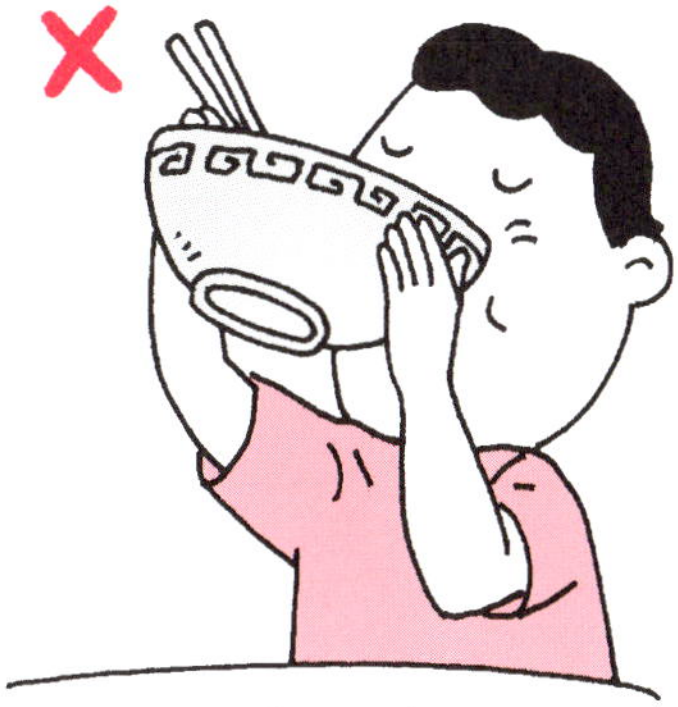

ラーメンのスープやそばのつけ汁は飲まない

冷めたものは味を感じにくいものです。煮物などは、あたたかいうちなら薄味でもおいしく食べられます。できあいのものはできるだけ避けて、手づくりのおかずを、つくりたてで食べましょう。

**●みそ汁など汁物は控える。ラーメンやそばのつけ汁は飲まない**

みそ汁、すまし汁、洋風のスープ類などは、おわん1杯で1・5～2gの塩分が含まれます。なるべく汁物は控え、飲むときも、具だくさんにしたり、量を七分目にするなど工夫をしましょう。ラーメンは、1人前で7～10gもの塩分が含まれています。ラーメンだけ食べてスープを残しても、塩分の30～50％は口に入ります。めん類を食べる場合は、ほかの食事で汁ものは控えましょう。

## Q 「減塩」と「塩分控えめ」はどうちがうの？

スーパーマーケットに行くと、「減塩《げんえん》」と記された商品のほかに、「塩分控えめ」「甘塩」「薄塩《うすじお》」などと記された商品がたくさんあります。どうちがうのでしょうか。

**A** 「減塩」と記された商品は、塩分を通常の食品の約1／2以下に減らした製品のことです。通常の約1／2以下に減塩されていれば、食事管理が実行しやすくなると考えられます。

一方、「塩分控えめ」「薄塩」「浅塩」「甘塩」「低塩」などの表示は、通常の食品にくらべ、塩分が80％以下の食品で、正しく栄養表示がされているものです。

なお、しょうゆの「薄口しょうゆ」は、塩分が少ないしょうゆではありませんので、注意が必要です。薄口しょうゆは、料理に色をつけないために色を薄くしてあるだけで、塩分濃度は濃口しょうゆより高くなっています。通常のしょうゆにくらべて塩分が約1／2以下なのは「減塩しょうゆ」です。

## Q 塩分制限には、食品自体の塩分も含まれる？

**料理のときに使う食塩の量をなるべく減らすようにしていますが、塩分制限の場合、食品自体に含まれる塩分も含まれるのでしょうか。**

**A** 塩分制限で注意しなければいけないのは、たとえば「1日6g未満」の塩分コントロールといった場合、食品自体に含まれる塩分の量も含まれているということです。ふつう、食塩やしょうゆ、みそなどの調味料を使わなくても、食品自体に含まれる塩分で、1日大体2gぐらいをとっていると考えられています。

特に塩分の多い食品は、魚介類や海藻類です。たとえば、あさりはむき身10個ほどで約0・7gの塩分が、あじの干物1枚（80g）には約1・4gもの塩分が含まれています。

また、加工食品にも塩分は多く含まれています。たとえば、食パン（6枚切）1枚には0・8g、ゆでうどん1玉（約250g）には0・8gの塩分が含まれています。ハムやソーセージ、ベーコン、かまぼこといった肉や魚の加工食品にも塩分が含まれています。

1日の塩分を6g未満にするためには、自分が食べる食品中にどのぐらいの塩分が含まれているかを把握していないと、なかなか摂取量を減らすことは困難です。

もともと塩分摂取が過剰な人は、まずは1日の塩分摂取量を8g以下にすることを目標として、少しずつ時間をかけて薄味に慣れていくようにしましょう。

## Q 減塩してもクレアチニン値がよくならないのはなぜ？

**減塩食など、一生懸命、食事療法に努めているのですが、血清クレアチニンの数値がなかなかよくなりません。減塩食は意味がないのでしょうか。**

**A** 減塩食は、血圧が上がるのを防ぐために必要ですので、ぜひつづけてください。クレアチニンは、筋肉運動のエネルギー源となるクレアチンが代謝されたあとの老廃物です。そのため、筋肉が多い人や、たくさん運動をしている人では高めの数値が出やすくなります。一度、主治医がどのように判断しているかを聞いてみましょう。

# Q たんぱく質がもっとも少ない治療用特殊食品は何？

たんぱく質を減らすのに苦労しています。効率的に低たんぱく食が実行できる製品はありませんか。

**A** 低たんぱく米、低たんぱくパン、低たんぱくうどん、低たんぱくそば、低たんぱく小麦粉などのたんぱく質調整食品を利用している患者さんはたくさんいます。これらの製品は、たんぱく質が通常食品の30％以下に抑えられています。現在では、100gあたりのたんぱく質量が0・1gの米飯も広く使用されています（通常は2・5g）。

また、でんぷん製品も、100gあたりのたんぱく質量が0・3g程度しか含まれておらず、ほとんどたんぱく質ゼロの製品です。

主成分は小麦ととうもろこしのでんぷんで、でんぷん米、でんぷんめ

## ■でんぷん米・たんぱく質調整米の炊き方

❶ 大きめの耐熱容器に、米と水を入れる。

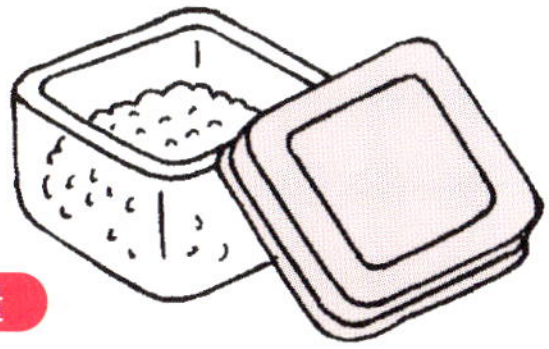

分 量

**でんぷん米**　米…100g※　水…140〜180mL

**たんぱく質調整米**　米…各商品の規定量

水…米重量の 1.3 倍

※3時間以上水につけ、炊飯前に1度全体をよくまぜる（前日の夜から水につけておくと、翌朝すぐに炊ける）。

❷ 蒸気がわずかに逃げる程度に蓋をし、電子レンジ（500W）で加熱する。

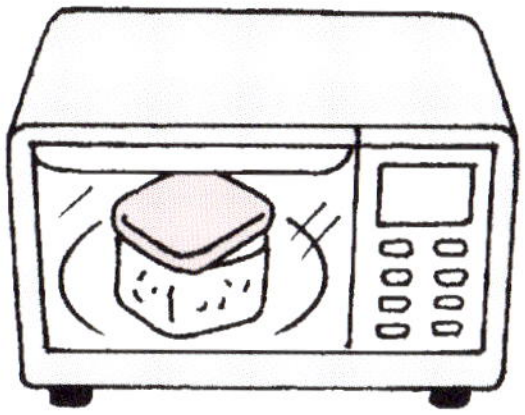

加熱時間

**でんぷん米**　3分

**たんぱく質調整米**　6分

❸ 取り出して全体をよくまぜ、❷と同様に蓋をして、再び加熱する。

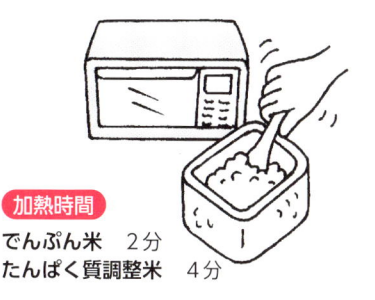

加熱時間

**でんぷん米**　2分

**たんぱく質調整米**　4分

❹ でんぷん米は全体をよくまぜたら完成。たんぱく質調整米は全体をよくまぜ、蓋で密閉して 10〜15 分蒸らしたら完成。

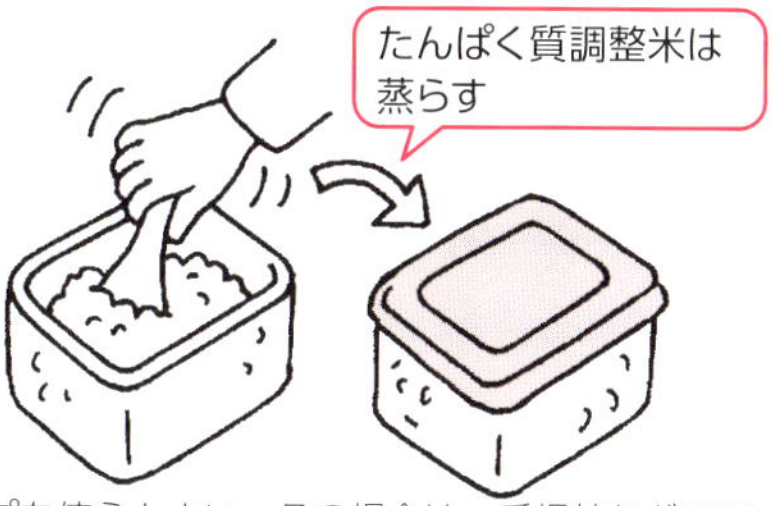


注意：吹きこぼれてしまう場合は、蓋のかわりにラップを使うとよい。その場合は、爪楊枝などでラップに数カ所穴をあけ、ふんわりとかぶせて加熱する。

ん、でんぷんもち、でんぷん小麦粉などがあります。主食はもちろん、副食にも利用できます。
でんぷん米やたんぱく質調整米などの低たんぱく米を使うことで、主食から摂取するたんぱく質量を減らし、その分のたんぱく質をおかずに回すことができます。

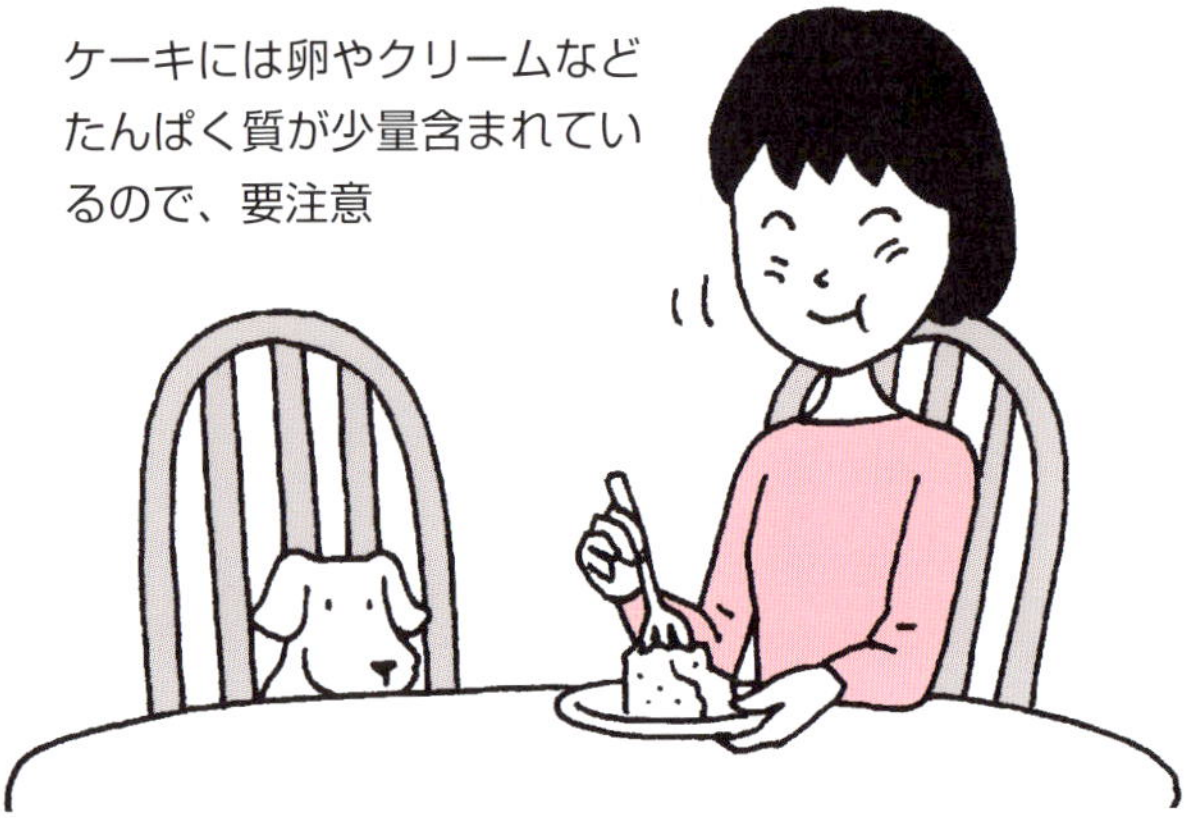


## Q 食事療法の実行中には甘いものは食べてはいけないの？

**和菓子が大好きです。低たんぱく食を実行するように指示されていますが、食べてもだいじょうぶですか。ケーキはどうでしょうか。**

**A** 低たんぱく食にするとエネルギー不足になりやすいので、高エネルギーの甘いものは効率的なエネルギー補充になります。

糖尿病性腎症の患者さんが、甘いものをとって血糖値が従来より上昇したとしても、薬物療法で調整すればだいじょうぶです。検査値などを参考にして、主治医や管理栄養士に適量を相談してみるのがいちばん安心です。

なお、ケーキには、卵やクリームなどたんぱく質が少量含まれていますので、こうした「隠れたんぱく質」にも気をつけましょう。

## Q 腎臓病の人はどうしてくだものを控えたほうがいいの？

**くだものは体によいと聞いていますが、先生からは控えるように言われました。腎臓病の人はくだものを食べてはいけないのでしょうか。**

**A** くだものには、実はカリウムがたくさん含まれています。

カリウム制限の必要がない場合は食べてもかまいませんが、カリウム制限をしている患者さんは食べる量を調整したほうがよいでしょう。

特に、バナナ、メロン、キウイフルーツや、柑橘類のなつみかん、いよかん、はっさくなどにはカリウムが多いので、注意しましょう。

また、果汁100％ジュースやド

ライフルーツなどのくだもの加工品もカリウムが多いので要注意です。

缶詰のくだものは比較的カリウムが少なめですが、シロップにはカリウムが多くとけているので、飲まないようにしましょう。

## Q 腎臓病の人はトマトは食べてはいけない？

トマトが大好きなのですが、トマトはカリウムが多いと聞きました。腎臓病の人は食べないようにしたほうがいいですか。

### ■くだもののカリウム含有量

| 品目 | 目安量 | 重量 | カリウム含有量(mg) |
|---|---|---|---|
| バナナ | 1本 | 100g | 360 |
| キウイフルーツ | 小1個 | 75g | 225 |
| いよかん | 1/3個 | 100g | 190 |
| グレープフルーツ | 1/2個 | 130g | 182 |
| もも | 1/2個 | 100g | 180 |
| かき | 1/2個 | 100g | 170 |
| いちご | 5粒 | 100g | 170 |
| びわ | 3個 | 100g | 160 |
| バレンシアオレンジ | 1個 | 110g | 154 |
| なし | 1/4切 | 100g | 140 |
| 巨峰 | 約12粒 | 100g | 130 |
| パイナップル | 1/16個 | 80g | 120 |
| みかん | 小1個 | 70g | 105 |
| りんご | 1/4個 | 75g | 90 |
| パイン缶詰 | 2枚 | 80g | 96 |
| もも缶詰 | 1個半 | 95g | 76 |
| みかん缶詰 | 小鉢1杯 | 130g | 98 |
| びわ缶詰 | 小7個 | 100g | 60 |

（『八訂日本食品標準成分表』より抜粋）

## A

血中のカリウムの値が多い患者さんの場合、ふつう1日1500mgまでのカリウム制限が必要となります。

トマトはカリウムが多い食べもので、生食の場合、100gあたり210mgもカリウムが含まれていますので、カリウム制限が必要な患者さんは、食べる量に注意しましょう。

生のトマトを加工した缶詰やトマトジュースなどもカリウムが多いので、要注意です。

## Q コーヒーもカリウムが多いので、飲んではだめ？

コーヒーが大好きで、1日に何杯も飲みます。コーヒーはカリウムが多いと聞きましたが、何杯ぐらいなら飲んでもいいですか。

## A

インスタントコーヒーの粉は、小さじ1杯（約2g）で72mg

のカリウムが含まれています。また、豆から浸出したコーヒー100ccには65mgのカリウムが含まれています。カリウム制限がない場合は、1日にコーヒーカップ2杯ぐらいまでならかまわないでしょう。

カリウム制限が必要な人は、ステージ4以上の場合、1日のカリウム摂取量を1500mg以下に抑える必要があります。

## Q ほかに注意したほうがいい飲みものは？

**コーヒー以外にも、腎臓病に悪い影響をあたえる飲みものはありますか。**

**A** 腎臓病の人が注意したい飲みものは、たんぱく質やカリウムを多く含む飲料です。たんぱく質が多く含まれる牛乳、ヨーグルト飲料、豆乳など、果汁100％ジュース、野菜ジュースなどは、カリウム含有量が多いので注意しましょう。

牛乳には、カリウムだけでなく、リンも含まれていますので、特に高リン血症の人は要注意です。低脂肪や無脂肪タイプの加工乳も、たんぱく質、カリウム、リンの含有量は市販の牛乳とほとんどちがいがありません。

どうしても牛乳が飲みたい場合は、市販の低リンミルクを使用したり、肉や魚などの主菜のたんぱく質を調節して、牛乳と交換しましょう。

## Q 腎臓によい食べものはありますか。

**これを食べると腎臓病の改善に効果があるというような食べものはありますか。**

**A** 残念ながら、食べるだけで腎臓病がよくなるという食品はありません。

基本的には、減塩を心がけ、干物、ベーコン、ウインナー、ハムなどの肉加工品、ちくわ、さつま揚げなどの練り物はできるだけ控えるようにします。たんぱく質やカリウムの制限が必要な場合は、医師や管理栄養士とよく相談した上で、市販の腎臓病患者さん用の食品を活用するのもよいでしょう。

結局は、食事をきちんとコントロールすることが腎臓病の進行を防ぐいちばんの近道なのです。

## Q 食事の記録をつけることはどんな役に立つの？

**主治医から「食事の記録をつけてください」と言われました。「3食の食事だけでなく、おやつも記してください」ということなのですが、これはどうしても必要なのでしょう**

**か。記録をつけるとしたら、どのように書いたらよいのでしょう。**

**A** 食事記録は、食事療法が実際にどのように行われているのかを知るために大変に役立つ資料です。

たとえば、1日にたんぱく質を50gに制限するように指示されていても、実際には80g以上食べていた……ということもあるのですが、食事記録をつけていただくと、こうしたズレがわかります。管理栄養士も、エネルギーやたんぱく質の摂取方法など具体的に指導できるようになります。また、患者さんにとっても、自分の食生活を客観的に知ることにつながりますので、食事療法がさらにうまくいくようになります。

記録する際は、口に入れたものをすべて正確に記すことが大切です。

### ■献立の書き方（一例）

| | 献立名 | 材　料 | g |
|---|---|---|---|
| 朝 | ごはん | 低たんぱくごはん | 180 |
| | 目玉焼き | 卵 | 50 |
| | | サラダ油 | 3 |
| | | こしょう | 少々 |
| | おひたし | ほうれん草 | 60 |
| | | しょうゆ | 3 |
| 昼 | | | |

できれば、きちんとはかりではかり、低たんぱく米飯200g、卵50g、というように記録しましょう（図参照）。はじめのうちは、「ごはんを茶碗に軽く1杯」「かぼちゃの煮物、小鉢に半分」程度の書き方でもかまいませんが、徐々に正確に記録できるようにしましょう。

## Q 腎不全になるとどうして感染しやすくなるの？

**主治医から「カゼをひかないように注意してください。感染しやすくなっていますから」と言われました。免疫抑制薬を飲んでいるわけではないのに、なぜ感染しやすくなるのですか。**

**A** 腎臓には、体内の状態をいつも同じように保つという働きがあり、水分量、体液の成分などが一定になるように、常にコントロールされています。一定の状態にしておかないと、細胞が正常に働けなくなってしまうからです。

腎機能が低下してくると、こうした恒常性が保てなくなり、さまざまな弊害が生じてきます。免疫力の低下もその一つで、免疫機構の司令塔ともいうべきT細胞の活性が低下してしまいます。その結果、カゼをひきやすくなるだけでなく、重症化して肺炎を起こしやすくなります。感染症にかかると、腎機能の低下を早めることになりかねませんので、十分に気をつけてください。

## Q 感染を予防するための日常生活の注意点は?

**どのようにすれば感染を防ぐことができるのでしょう。通勤電車に乗って人ごみに出る機会が多いので、心配です。**

A 基本は、外出から帰ったらすぐに石けんでよく手洗いをすることです。細菌やウイルスは、手を経由して体内に入ることが非常に多いからです。

食後の歯みがきも重要です。感染というとカゼやインフルエンザを思い浮かべがちですが、歯周病にも十分に注意してください。虫歯も早めに治しましょう。

夜更かしや過労にならないようにし、できるだけ規則正しい生活をすること、十分な睡眠をとること、食事制限内で栄養バランスのととのった食事をすること、十分なエネルギー量をとること……なども、感染予防には欠かせません。

# 透析療法

## Q 腎不全と尿毒症はどうちがうの?

**母が腎不全と診断されました。腎不全と尿毒症は、どのようにちがうのですか。また、腎不全になっても、尿毒症になる人とならない人がいるのですか?**

A 腎不全というのは、腎臓の機能がいちじるしく低下した状態のことです。腎不全がさらに進行して末期腎不全にまで進み、老廃物を体の外に尿として排泄できなくなると、さまざまな症状があらわれてきます。これが尿毒症（24・67ページ参照）です。

慢性腎臓病はゆっくりと進行し、進行には個人差がありますので、すぐに尿毒症の症状があらわれる人もいれば、そうではない人もいます。

## ■感染を防ぐには

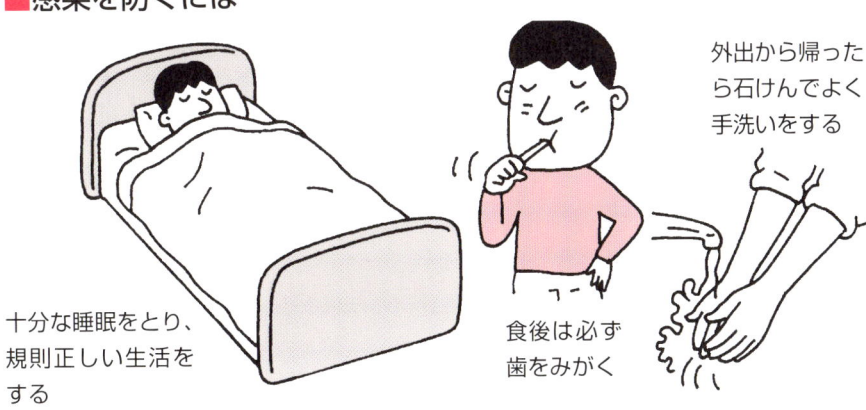

しかし、腎不全にまで進行していれば、遅かれ早かれ尿毒症になるのを避けることはできません。

最近では、尿毒症の症状が出る前に、計画的に透析療法への導入をすすめるケースがほとんどです。

### Q だるいのは腎臓がかなり悪い証拠？

**腎臓が悪いのですが、最近、だるくて仕事にならないほどです。腎臓が悪化するとだるくなるのですか。**

**A** だるさは、末期の腎不全でよく認められる症状の一つです。腎不全によって、尿毒症物質が蓄積することが主な原因と考えられています。そのほかに、腎不全による貧血（腎性貧血）が進行した場合、体内の水分が過剰になったことで心不全が悪化した場合、電解質異常など、さまざまな要因でだるさが生じます。

腎機能が高度に低下したことによるだるさの場合は、末期腎不全の症状であると考えられますので、透析など腎代替療法を検討する時期かもしれません。

### Q 人工透析は手術が必要なの？

**透析療法を行うには手術が必要だと聞き、不安です。どのような手術なのでしょうか。**

**A** 血液透析の場合は、1分間に200mL以上の血液を体外に取り出す必要があるので、そのために、腕に血液の取り入れ口をつくる手術を行います。毛細血管を通さずに静脈と動脈をつなげ、静脈を動脈のように流れを多くするための手術です。この血液の取り入れ口を「シャント（内《ない》シャント）」といいます。静脈の血管が細い患者さんの場合は、人工血管が使われることもあります。手術は局所麻酔をして行われます。通常、入院は必要ありません。

腹膜透析の場合は、透析液をおなかに入れるための細いチューブ（カテーテル）を埋め込む手術を、開始する1カ月くらい前に行います。このチューブは半永久的に使います。手術は、やはり麻酔をして行われます。入院が必要です。

## Q 透析の手術を受けると外見が変わる？

**40代の男性です。透析療法が必要と言われましたが、外見がどうなるか心配です。**

**A** 血液透析の内シャントは皮膚の下につくるので、基本的には外からは見えません（針を刺した跡はしばらく残りますが）。

腹膜透析の場合は、カテーテルが外に出ている部分は30㎝程度です。バッグ交換のあとは、カテーテルを腹帯などにしまって、ふつうに生活を送ることができますが、どうしても少し邪魔になるのは避けられません。

## Q 会社で腹膜透析のバッグを交換できる？

**腹膜透析は、毎日3～4回、透析液の入ったバッグの交換が必要だと聞きましたが、会社にいるときは、どのようにして交換したらよいでしょうか。**

**A** かなり困難がともないますが、職場の人の理解を得て、休憩室や医務室など、職場内でバッグ交換ができる場所を設けてもらいましょう。必要なら、医師や看護師から上司に説明をしてもらうとよいでしょう。

## Q 透析を受けていてもスポーツはできる？

**テニスが趣味です。透析を受けていてもスポーツはできますか。また、スポーツをするとき何か注意点はありますか。**

**A** ウォーキング、ジョギング、サイクリング、テニス、ゴルフなど、ほとんどのスポーツをすることができます。ただし、激しい運動は避けたほうがよいでしょう。

血液透析の場合は、腕につくった内シャントにダメージをあたえるような運動（バレーボールなど）、腹膜透析の場合は、腹圧が強くかかる運動や、カテーテル部を摩擦するような運動はおすすめできません。

いずれにしても、血液透析と腹膜透析、それぞれに気をつけなければならない注意点がありますので、どのスポーツなら問題ないか、あらかじめ主治医とよく相談することが大切です。

## Q 高齢者でも透析は受けられる？

**80歳の父が腎臓病です。透析療法は、高齢者でも受けることができますか。**

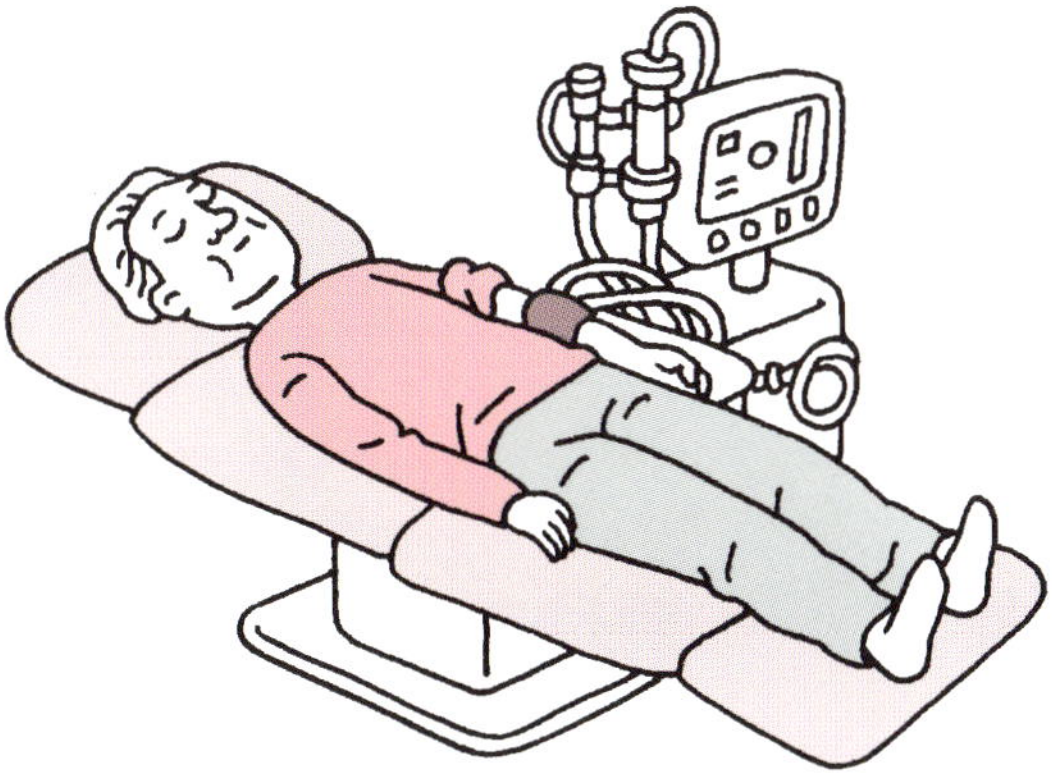

**A** 高齢でも透析を行っている患者さんはたくさんいます。

血液透析の場合は、治療は病院へ通って医師やスタッフが行いますので、心配はいりません。ただし、ご自分で通院がむずかしい場合は、家族の協力や通院サービスの利用が必要となります。

腹膜透析の場合は、24時間連続してゆっくり治療を行う方法ですので、高齢者にも適した方法といえます。しかし、毎日、自分で治療を行う必要があります。治療を自分で行うことに不安を感じる人も多いと思われますが、病院で十分に方法などを学んでから自宅での治療を開始しますので、それほど心配はいりません。

血液透析の開始時には、高齢者でも入院が必要なことはめったにありませんが、腹膜透析では、１カ月間くらいの入院が必要です。

なお、最近は、人工透析が必要な高齢者の受け入れが可能な介護施設や老人ホームなども増えているようです。

## Q 皮膚がかゆいのも腎臓病が悪化している証拠？

**透析療法を受けているのですが、最近、皮膚がかゆくて困っています。腎臓病になると、かゆみが出るのですか。**

**A** 腎臓病が進行してくると、かゆみを訴える患者さんが多くなります。腎臓には、体内の老廃物を尿として排出する働きがありますが、腎機能が低下すると、老廃物が血中や皮膚にたまってしまいます。たまった老廃物が、皮膚にある「かゆみ受容体（かゆみを感じる部位）」を刺激して、脳がかゆみを感じるのです。この現象は、腎機能が高度に低下した透析患者さんで多く見られます。また、腎臓が悪くなると、汗腺が萎縮し、皮膚が乾燥します。これもかゆみの原因となります。

かゆいとかきむしりたくなりますが、爪で皮膚を傷つけると細菌感染のおそれがあります。できるだけさわらないで、クリームやオイルなどの保湿剤をこまめに塗る、チクチクしない素材の服を選ぶ、などの工夫をしましょう。どうしてもがまんができない場合は、軟膏やかゆみ止めの薬もありますので、主治医に相談してください。

## Q 透析中の食事で注意すべき点は？

**透析治療を受けていますが、引きつづき食事コントロールは必要ですか。**

**A** 透析をはじめたあとでも、残っている腎臓の機能を守るためにも、また体調を良好に保つためにも、食事コントロールは必要です。血液透析の場合は、特に、水分、塩分、カリウムのコントロールが大切です。腹膜透析の場合は、透析液に糖分が含まれているので、エネルギーのとりすぎに注意が必要です。

## Q 透析はお金がかかる？

**血液透析は、週に3～4回、病院で治療を受けると聞いています。お金がかかるのではないかと心配です。**

**A** 血液透析、腹膜透析ともに医療保険ならびに公費負担医療制度で医療費が援助されるので、安心して透析治療を受けることができます。世帯収入にもよりますが、身体障害者手帳と特定疾病療養受領証などの取得手続きを行えば、医療費の自己負担はほとんどありません。

# その他

## Q 腎臓病療養指導士とは何をする人？

**「腎臓病療養指導士」という制度があると聞きました。腎臓病療養指導士とはどのようなことをする人なのでしょうか。**

**A** 「腎臓病療養指導士」は２０１８年に創設された制度ですが、国や自治体が認定して資格をあたえるものではありません。慢性腎臓病（ＣＫＤ）の診療にあまり携わったことのないコメディカル（医師・看護師以外の医療従事者）の人たちを学会が育成するための制度です。看護師、管理栄養士、薬剤師の資格取得から3年以上経過し、実地経験、所定の講習会受講、認定試験合格の条件を満たした人に学会からあたえられます。

これにより、慢性腎臓病の患者さんの病期（ステージ）や体調に合わせ、生活、栄養、薬物の各分野においてアドバイスをしたり、必要に応じて腎臓専門医やほかの医療従事者と連携をとったりすることができる医療者が、現在より増えることが期待されます。

## Q 身体障害者手帳の交付はどの段階から可能になるの？

**身体障害者手帳の交付を受けると、医療費の自己負担分の助成や税の控除が認められると聞きました。透析療法を受けていない人でも申請できるのでしょうか。**

**A** 1972年から、腎不全の患者さんに対して、身体障害者としての認定が行われるようになりました。診断書などの必要書類を添えて地方自治体の福祉係に申請を行えば、身体障害者手帳が公布されます。

身体障害者手帳には、1級、3級、4級の3つの種類があり、それぞれ認定の基準が決められています。透析療法を受けていない場合でも、腎機能の障害の程度によっては交付されます（詳しくは各地方自治体の福祉課にお問い合わせください）。

**●1級**

腎機能検査において、クレアチニンクリアランスが10mL／分未満、または血清クレアチニン値が8・0mg／dL以上で、かつ、自己の身辺の日常生活活動がいちじるしく制限されるか、または、血液浄化を目的とした治療を必要とする場合、あるいはきわめて近い将来に治療が必要となる場合。

**●3級**

腎機能検査において、クレアチニンクリアランスが10mL／分以上20mL／分未満、または血清クレアチニン値が5・0mg／dL以上8・0mg／dL未満で、かつ、家庭内でのきわめて温和な日常生活活動には支障がないものの、それ以上の活動がいちじるしく制限されるか、または、腎不全にもとづく症状などが2つ以上ある場合。

**●4級**

腎機能検査において、クレアチニンクリアランスが20mL／分以上30mL／分未満、または血清クレアチニン値が3・0mg／dL以上5・0mg／dL未満で、かつ、家庭内でのふつうの日常生活活動や社会でのきわめて温和な日常生活活動には支障がないものの、それ以上の活動がいちじるしく制限されるか、または、腎不全にもとづく症状などが2つ以上ある場合。

# 患者のための最新医学　腎臓病　改訂版　索引

## あ行



## か行



## さ行



## た行

監修者

**中尾俊之**　なかお としゆき

一般社団法人腎臓・代謝病治療機構代表。1972年、東京慈恵会医科大学医学部卒業。76年、同大学大学院修了、医学博士。99年、東京医科大学教授、腎臓内科科長、人工透析部部長。2013年、東京医科大学名誉教授。16年、東京家政学院大学客員教授。日本腎臓学会理事歴任。日本透析医学会理事歴任。日本病態栄養学会理事歴任。日本臨床栄養学会理事。

〈編著書〉

『知りたいことがよくわかる　腎臓病教室　第4版』『腎臓病食品交換表　第9版　治療食の基準』(ともに医歯薬出版株式会社)、『透析患者さんのための四季の献立』『透析の人のためのらくらく日常献立』(ともに主婦の友社)、『透析を予防する！　専門医が教える腎臓病の治療法とおいしいレシピ』(ナツメ社)、『CKD(慢性腎臓病)・透析患者の食事療法と運動療法』(医薬ジャーナル社)ほか

一般社団法人　腎臓・代謝病治療機構
〒151-0053　東京都渋谷区代々木2-9-2　久保ビル3階
TEL　03-3376-0191

患者のための最新医学

**腎臓病　改訂版**

監修者　中尾俊之
発行者　高橋秀雄
発行所　**株式会社 高橋書店**
〒170-6014 東京都豊島区東池袋3-1-1 サンシャイン60 14階
電話　03-5957-7103

ISBN978-4-471-40830-5


本書の内容についてのご質問は「書名、質問事項(ページ、内容)、お客様のご連絡先」を明記のうえ、郵送、FAX、ホームページお問い合わせフォームから小社へお送りください。
回答にはお時間をいただく場合がございます。また、電話によるお問い合わせ、本書の内容を超えたご質問にはお答えできませんので、ご了承ください。本書に関する正誤等の情報は、小社ホームページもご参照ください。

**【内容についての問い合わせ先】**
書　面　〒170-6014 東京都豊島区東池袋3-1-1 サンシャイン60 14階　高橋書店編集部
F A X　03-5957-7079
メール　小社ホームページお問い合わせフォームから　(https://www.takahashishoten.co.jp/)

**【不良品についての問い合わせ先】**
ページの順序間違い・抜けなど物理的欠陥がございましたら、電話03-5957-7076へお問い合わせください。
ただし、古書店等で購入・入手された商品の交換には一切応じられません。